DR. MED. WINFRIED KEUTHAGE

Abnehmen mit der HAWEI METHODE

Die revolutionäre Formel aus HAFER & EIWEISS

Inhalt

Vorwort

Gewicht zu reduzieren ist schwer. Und Gewicht zu halten noch viel mehr ...
Insbesondere wenn es um eine nachhaltige Gewichtsreduktion geht, ist es notwendig, langfristig gesunde Ernährungsmuster im Alltag umzusetzen. Diese müssen schmackhaft und praktikabel sein.
Manche Nährstoffe und Lebensmittel sind dabei besonders hilfreich, wie zum Beispiel pflanzliche Eiweiße und gesunde Inhaltsstoffe wie das im Hafer enthaltene Beta-Glucan sowie weitere Ballaststoffe.
In der HAWEI-Methode sind diese Erkenntnisse umgesetzt. Damit ist dieses Buch eine gute Unterstützung, um nachhaltig abzunehmen.

Berlin, im November 2022
Prof. Dr. med. Diana Rubin

Fachärztin für Innere Medizin, Schwerpunkt Gastroenterologie,
Diabetologin DDG, Ernährungsmedizin
Professur an der Christian-Albrechts-Universität Kiel
Vorstand Deutsche Gesellschaft für Ernährungsmedizin
Chefärztin am Zentrum für Ernährungsmedizin Vivantes
Region Nord, Berlin

Gesund und nachhaltig abnehmen

Zahllose Zeitschriften und Bücher beschäftigen sich mit dem Thema Abnehmen, die beschriebenen Diäten verhelfen angeblich in kürzester Zeit zum persönlichen Wunschgewicht. Lebensmittelkonzerne bewerben zahlreiche Produkte, die das Abnehmen unterstützen sollen. Dennoch ist mehr als die Hälfte der deutschen Bevölkerung übergewichtig und die meisten würden ihr Gewicht gern reduzieren. Wie passt all das zusammen?
In meiner Praxis für Diabetes und Ernährungsmedizin in Münster begleite ich seit 20 Jahren Patienten beim Abnehmen. Ich kann Ihnen versichern: Abnehmen erfordert eine dauerhafte Umstellung des Ernährungs- und Bewegungsverhaltens. Kurzfristige Diäten mögen kurzzeitige Erfolge zeigen, langfristig schaden sie jedoch sogar.

WARUM DIÄTEN NICHT FUNKTIONIEREN

Diäten bedeuten für unseren Körper Stress, in dessen Folge er seinen Stoffwechsel runterfährt. Er fällt in eine Art Winterschlaf. Ist die Diät vorbei, bleibt der Körper im Energiesparmodus, er fährt den Stoffwechsel nicht wieder auf das Ausgangsniveau hoch. Es könnte ja jederzeit der nächste Nahrungsengpass – die nächste Diät – kommen. Schon sitzen wir in der Diätfalle. Nach einer kurzfristigen Diät haben wir das verlorene Gewicht schnell wieder drauf – und nicht selten zeigt die Waage sogar mehr Kilo an als vorher. Der sogenannte Jo-Jo-Effekt ist eingetreten. Wie unser Körper das macht? Nun, das ist ein komplexes Zusammenspiel aus Hormonen und Regelkreisen, das im ersten Teil des Buches ausführlich beschrieben wird. Dort lernen Sie auch die sieben Gegenspieler kennen, die Ihnen das Abnehmen so schwer machen.

ABNEHMEN MIT DER HAWEI-METHODE

Der zweite Teil des Buches beschreibt die HAWEI-Methode, die Ihnen beim Abnehmen helfen wird. Dort geht es unter anderem um die Hafertage: Diese haben eine mehr als 100 Jahre lange Tradition und werden von vielen Diabetologen für Menschen mit Typ-2-Diabetes und Insulinresistenz empfohlen. Bei vielen meiner Patienten sinkt infolge der Hafertage nicht nur der Blutzuckerspiegel, sondern auch das Körpergewicht. Auch meine übergewichtigen Patienten ohne Diabetes profitieren von den Hafertagen.
Was kann Ihnen sonst noch beim Abnehmen helfen? Langfristig die besten Erfolge verspricht eine eiweißreiche Ernährung. Wir, das heißt, mein Team aus Ökotrophologinnen, Diätassistentinnen und Ernährungsmedizinern, haben dafür Rezepte entwickelt. Sie erfahren, wie Sie eiweißreiche Mahlzeiten mit natürlichen Zutaten zubereiten und sich gesund und ballaststoffreich ernähren können. Das wird möglich durch die revolutionäre Kombination aus hafer- und eiweißreichen Lebensmitteln.

ABWECHSLUNGSREICHE REZEPTE

Im dritten Teil des Buches finden Sie eine große Auswahl an Rezepten, die es Ihnen erlauben, jeden Tag ein oder zwei Hafer-Eiweiß-Mahlzeiten zu essen, ohne dass es geschmacklich eintönig wird. Dafür haben wir bekannte Rezepte variiert, wie zum Beispiel Brot, Quiche oder Pizza, aber auch viele neue Rezepte kreiert.
Machen Sie sich auf einfache und leckere Weise die vielfältigen gesundheitlichen Vorteile des Hafers zunutze. Von diesen profitieren insbesondere Menschen mit einer Insulinresistenz, zum Beispiel mit Typ-2-Diabetes, sowie Menschen mit erhöhten Cholesterinwerten. Aber auch wenn Sie keine gesundheitlichen Probleme haben, tragen die Rezepte dazu bei, dass Sie noch lange gesund bleiben. Probieren Sie es aus!

Münster, im November 2022
Dr. med. Winfried Keuthage

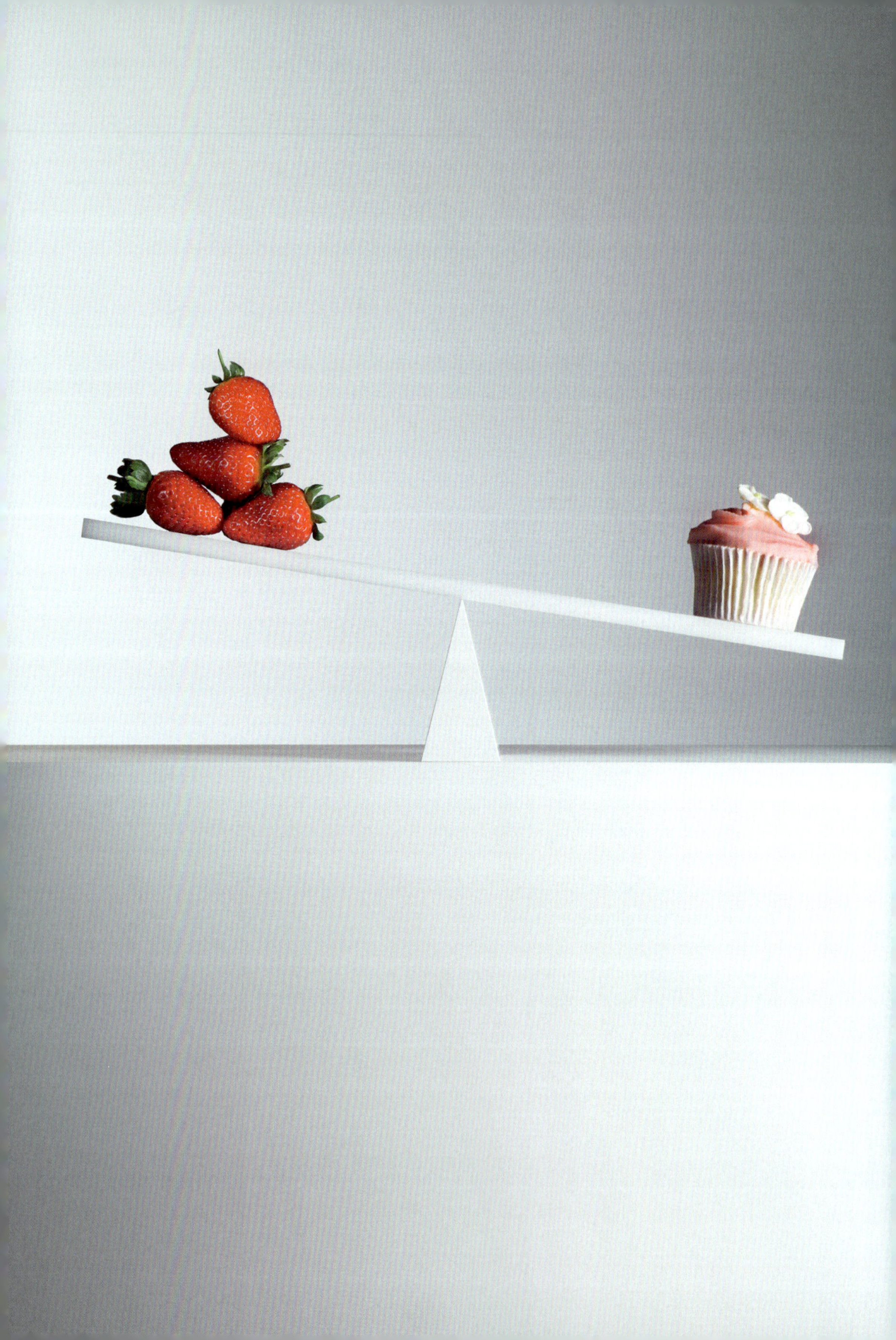

Warum Abnehmen schwerfällt

STRATEGIEN DES KÖRPERS

Viele Menschen wünschen sich nichts sehnlicher, als ihr Wunschgewicht zu erreichen und dauerhaft zu halten. Doch egal, ob dieses 30 Kilo entfernt ist oder drei – häufig klappt es einfach nicht. Der Körper macht ihnen einen Strich durch die Rechnung. Warum das so ist, erfahren Sie in diesem Kapitel.

Eine Frage der Energiebilanz

Ob wir zunehmen, abnehmen oder unser Gewicht halten, hängt von der Energiebilanz ab. Dieser Begriff bezeichnet das Verhältnis zwischen der Energie, die wir unserem Körper zuführen, und der Energie, die unser Körper verbraucht. Daran sind viele Faktoren beteiligt, wie die Abbildung auf der rechten Seite zeigt.

Die Einheit für Energie ist die Kalorie, wir reden also von Kalorienzufuhr und Kalorienverbrauch. Korrekt würde es übrigens Kilokalorie heißen, doch ich verwende in diesem Buch den gebräuchlicheren Begriff Kalorie.

DIE KALORIENZUFUHR ERMITTELN

Wie viele Kalorien Sie zu sich nehmen, können Sie leicht herausfinden. Führen Sie über einen bestimmten Zeitraum, beispielsweise zwei Wochen, ein lückenloses Ernährungsprotokoll und addieren Sie die aufgenommenen Kalorien. Der Durchschnittswert entspricht Ihrer Kalorienzufuhr.

War in diesem Zeitraum Ihr Gewicht konstant, muss die Kalorienbilanz ausgeglichen gewesen sein – das bedeutet, Sie haben so viele Kalorien zu sich genommen, wie Sie verbraucht haben.

Die drei Makronährstoffe

Die Kalorienzufuhr ist von vielen Faktoren abhängig, unter anderem von der Menge und der Kaloriendichte der Lebensmittel, die Sie zu sich nehmen.

Kalorien finden sich in den drei sogenannten Makronährstoffen:

- Kohlenhydrate enthalten 4 Kalorien pro Gramm.
- Eiweiße enthalten 4 Kalorien pro Gramm.
- Fette enthalten 9 Kalorien pro Gramm.

Kein Makronährstoff, aber ein weiterer Energielieferant ist Alkohol, der 7 Kalorien pro Gramm enthält.

Fettreiche Lebensmittel haben die höchste Energiedichte und sättigen – bei vergleichbarer Kalorienmenge – am schlechtesten. Ähnlich ungünstig für die Sättigung sind gezuckerte Getränke. Eine geringe Energiedichte und einen im Vergleich dazu hohen Sättigungsgrad hat eine Kombination aus eiweißreichen und ballaststoff-/wasserreichen Lebensmitteln.

Tipp Führen Sie über mehrere Tage ein lückenloses Ernährungstagebuch und ermitteln Sie so Ihre Kalorienzufuhr und Ihren Verbrauch.

ENERGIEBILANZ

Kalorienzufuhr wird beeinflusst durch

Kalorienverbrauch wird beeinflusst durch

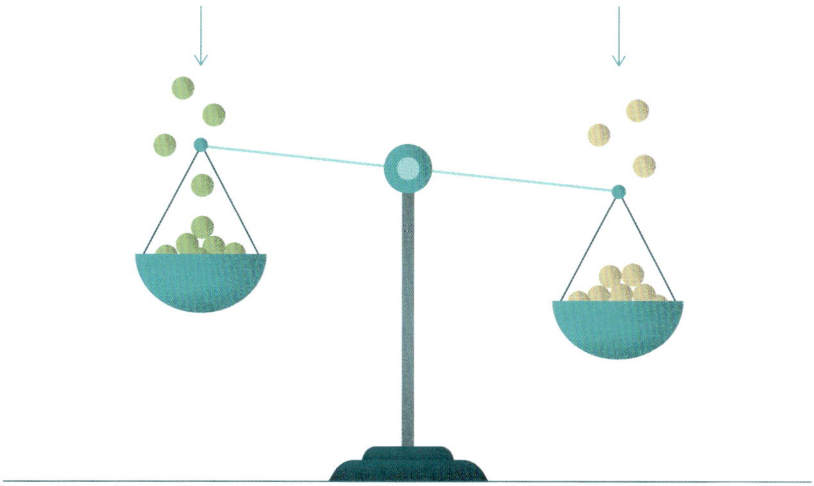

- Größe und Anzahl der Mahlzeiten
- Lebensmittelauswahl (z. B. Kaloriendichte)
- Magendehnung
- Hungergefühl
- Hormone
- Verwertung und Aufnahme von Kalorien im Darm
- Schlafqualität
- Umfeld und Kultur
- emotionale Gründe (Stress, Ziele, Willenskraft)
- Gesundheitszustand (z. B. Schluck- und Kaubeschwerden)
- Medikamente (z. B. Psychopharmaka, Antidiabetika)

- Grundumsatz
- Leistungsumsatz
- körperliche Aktivität und Sport
- Alter
- Geschlecht
- Körpergewicht
- Körperzusammensetzung (Verhältnis Muskel- zu Fettgewebe)
- »Diätkarriere«
- Gesundheitszustand (z. B. Schilddrüsenüberfunktion)
- Medikamente (z. B. Cortison, Antihypertensiva)

Die Energiebilanz ist das Verhältnis zwischen der Energie, die wir unserem Körper zuführen, und der Energie, die unser Körper verbraucht. Dabei spielt es zum Beispiel eine Rolle, was wir essen und wie viel wir uns bewegen. Es gibt aber noch viele weitere Faktoren, wie beispielsweise Gesundheitszustand und Lebensstil.

KALORIENVERBRAUCH

Um den Kalorienverbrauch zu ermitteln, gibt es verschiedene Rechner, welche meist Alter, Geschlecht, Körpergröße und Alltagsaktivitäten berücksichtigen. Sie bieten einen guten Anhaltspunkt, wenn auch nicht alle Einflussfaktoren berücksichtigt werden.

Hier können Sie Ihren ungefähren Kalorienverbrauch berechnen: www.hawei.online

Der gesamte Kalorienverbrauch unseres Körpers wird als Gesamtumsatz bezeichnet. Er setzt sich zusammen aus Grundumsatz, Leistungsumsatz sowie nahrungsinduzierter Thermogenese.

Gesamtumsatz

- **Grundumsatz**
- **Leistungsumsatz**
  - **Verbrauch durch Alltagsaktivitäten**
  - **Verbrauch durch sportliche Aktivitäten**
- **Nahrungsinduzierte Thermogenese**

Grundumsatz

Der Grundumsatz umfasst die Energie, die der Körper in Ruhe benötigt, um die lebensnotwendigen Funktionen aufrechtzuerhalten. Das sind insbesondere die Steuerung der Körpertemperatur, die Zellregeneration, die Atmung, die Verdauung und die Durchführung von Transportprozessen.

Der Grundumsatz beträgt etwa zwei Drittel des Gesamtumsatzes und wird unter anderem beeinflusst vom Geschlecht, Körpergewicht und Alter, von der körperlichen Konstitution, also von Erkrankungen und Entzündungen, sowie von Medikamenten, zurückliegenden Diäten und Hormonen. Außerdem besteht ein enger Zusammenhang zwischen dem Grundumsatz und der Muskelmasse. Weniger Muskelmasse verbraucht weniger Energie. Oder anders ausgedrückt: Regelmäßiges Krafttraining und körperliche Aktivitäten führen zu einer Erhöhung der Muskelmasse und folglich zu einem höheren Grundumsatz.

Leistungsumsatz

Als Leistungsumsatz wird die Summe aus sportlichen und Alltagsaktivitäten bezeichnet. Der Kalorienverbrauch beim Sport ist abhängig von der Intensität sowie vom Trainingszustand und wird insgesamt oft überschätzt. So kann der Kalorienverbrauch im Alltag – also bei nicht sportlichen Aktivitäten wie zum Beispiel Spazierengehen, Treppensteigen und Hausarbeit – am Ende des Tages deutlich höher sein als der Verbrauch bei einer Sporteinheit.

Nahrungsinduzierte Thermogenese

Um die Nahrung im Magen-Darm-Trakt zu verwerten, sie umzuwandeln und zu speichern, benötigt unser Körper Energie. Dieser Prozess wird als Thermogenese bezeichnet: das Aufwenden von Energie, um die Nahrung aufzuschließen und zu verwerten. Für die Verbrennung der verschiedenen Makronährstoffe wird unterschiedlich viel Energie aufgewendet.

- Um Fett zu speichern, werden lediglich zwei bis vier Prozent der aufgenommenen Kalorien benötigt.

- Um Zucker in den Zuckerspeicher Glykogen umzuwandeln, sind fünf Prozent der Kalorien notwendig.
- Die Verwertung von Eiweiß verbraucht 25 bis 30 Prozent der aufgenommenen Kalorien. Mit anderen Worten: Von 100 Kalorien aus Eiweiß werden 25 bis 30 Kalorien direkt verbraucht!

ABNEHMEN KLINGT SIMPEL: EIN KALORIENDEFIZIT MUSS SEIN

Wer abnehmen will, muss weniger Kalorien zu sich nehmen, als er verbraucht. Dabei geht es nicht darum, weniger zu essen oder gar zu hungern, sondern um die Auswahl der richtigen Lebensmittel mit einer geringen Kaloriendichte. Was so simpel klingt, ist leider in der Umsetzung oftmals sehr schwer. Denn unser Gehirn akzeptiert kein Kaloriendefizit und versucht buchstäblich alles, um es zu vermeiden: Verschiedene Mechanismen sorgen dafür, dass die Kalorienzufuhr erhöht und der Verbrauch gesenkt wird.

Tipp Notieren Sie, wie viel Zeit Sie für die verschiedenen Aktivitäten am Tag aufwenden, zum Beispiel Schlafen, Arbeiten oder Fernsehen. Wie viele davon sind mit Bewegung verbunden? Meist lässt sich der Bewegungsanteil deutlich erhöhen.

So werden zum Beispiel Hormone ausgeschüttet, die Heißhunger verursachen, sodass wir mehr und unkontrolliert essen. Und um den Kalorienverbrauch zu reduzieren, werden den Grund- und Leistungsumsatz verringert, zum Beispiel indem der Körper dafür sorgt, dass wir uns weniger bewegen.

Auf der Suche nach Energie plündert der Körper zusätzlich seine Zuckervorräte in Muskulatur und Leber (die sogenannten Glykogenspeicher). Reicht das nicht aus, holt er sich Kalorien aus Muskel- und Fettgewebe. In der Folge wird Muskulatur und damit ein wichtiger Kalorienverbraucher abgebaut. All dies geschieht, ohne dass es uns bewusst ist, hormonell gesteuert und mit starken emotionalen Anreizen.

So reagiert unser Körper auf ein Kaloriendefizit

- **Der Hunger nimmt zu.**
- **Zur Energiegewinnung wird Muskeleiweiß benötigt.**
- **Muskulatur wird abgebaut.**
- **Der Grundumsatz sinkt.**
- **Der Leistungsumsatz sinkt.**

Angenommen, Sie nehmen täglich 500 Kalorien weniger zu sich. Sie nehmen ab, aber der Körper tut alles, um das Kaloriendefizit auszugleichen, bis nach einer Weile die Kalorienbilanz wieder ausgeglichen ist – auf abgesenktem Niveau. In der Folge erreicht Ihr Körpergewicht ein Plateau und stagniert, typischerweise nach drei bis sechs Monaten und durchschnittlich bei fünf bis maximal zehn Prozent unterhalb des Ausgangsgewichtes. Immer vorausgesetzt, Sie bleiben dabei, täglich 500 Kalorien weniger aufzunehmen als zuvor.

Jo-Jo-Effekt

Nicht selten ist einige Zeit nach Ende der Diät das Körpergewicht sogar höher als das Ausgangsgewicht. Dieses wissenschaftlich sehr gut untersuchte Phänomen wird Jo-Jo-Effekt genannt.

Wie beschrieben, senkt unser Körper bei einer Diät den Kalorienverbrauch. Ist die Diät vorbei, erhöht er den Verbrauch nicht wieder auf das Ausgangsniveau. Er fürchtet, das Kaloriendefizit könnte sich wiederholen, und er baut sozusagen vor. Das bedeutet aber auch: Essen Sie nach der Gewichtsreduktion wie vorher, führt dies zu einem Kalorienüberschuss. Das Körpergewicht steigt an und landet nicht selten sogar oberhalb des Ausgangsgewichtes. Um den Jo-Jo-Effekt zu verhindern, hilft es, die Muskulatur zu erhalten (siehe Kapitel »Muskelabbau – der Verbrennungsmotor im Ruhemodus«).

TEUFELSKREIS DIÄTEN

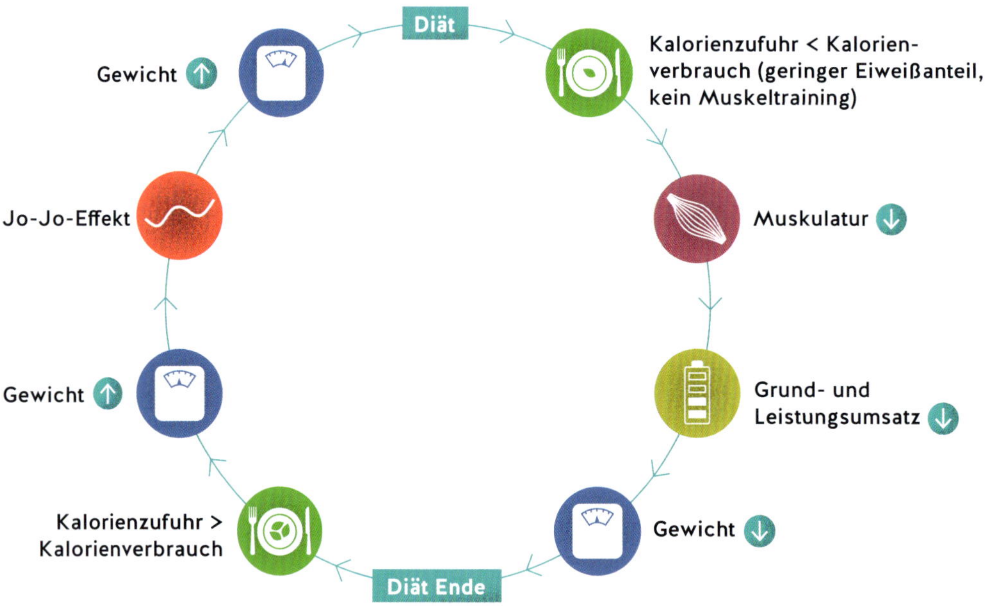

Set-Point

Im Zusammenhang mit dem Jo-Jo-Effekt ist auch die Set-Point-Theorie interessant. Sie liefert eine Erklärung dafür, warum nach einer Diät die verlorenen Pfunde oft so schnell wieder drauf sind. Sie besagt, dass unser Körper immer bestrebt ist, das ehemals höchste Körpergewicht zu erreichen – den Set-Point –, unabhängig davon, ob dies wenige Wochen oder viele Jahre zurückliegt. Welche Mechanismen dem Set-Point zugrunde liegen, ist noch nicht abschließend geklärt. Die Frage nach dem Höchstgewicht ist eine der wichtigsten, die ich meinen Patienten beim ersten Gespräch in meiner Praxis stelle. Wenn sich herausstellt, dass das aktuelle Gewicht niedriger ist als das vorangegangene Höchstgewicht, ist das bereits ein Teilerfolg.

Die interessante Frage, ob sich der Set-Point verändern lässt, ist leider nicht sicher zu beantworten. Ihn in Richtung höheres Gewicht zu verschieben, fällt den meisten Menschen leicht. Eine Verschiebung in Richtung niedrigeres Körpergewicht fällt dagegen schwer – das ist am ehesten durch die Erhöhung der Muskelmasse möglich. Mehr Muskelmasse bedeutet, dass der Grund- und Leistungsumsatz steigt und in Ruhe mehr Kalorien verbraucht werden.

Tipp Nehmen Sie sich einen Moment Zeit und denken Sie über Ihre »Diätkarriere« nach: Wie viel haben Sie mit welchen Diäten abgenommen? Wie stark war die Einschränkung? Und wie viele Kilo waren einige Zeit nach der Diät wieder drauf?

WARUM SIE NICHT FASTEN SOLLTEN

Nach all diesen Erklärungen sollte Ihnen klar sein, dass weder Blitzdiäten noch Fasten geeignet sind, um langfristig abzunehmen. Bei dem damit verbundenen extremen Kaloriendefizit, insbesondere dann, wenn die Zufuhr unterhalb des Grundumsatzes liegt (zum Beispiel bei 1000 Kalorien und weniger pro Tag), ist der anfängliche Gewichtsverlust ein Scheinerfolg, da zunächst Wasser verloren geht. Sobald Sie wieder normal essen, wird dieser Verlust wieder ausgeglichen.

Noch wichtiger ist jedoch, dass bei geringer Eiweißzufuhr Energie aus Muskeleiweiß gewonnen wird und sich die Muskulatur abbaut. Erst bei längeren Hungerphasen greift der Körper vorrangig Fettreserven an, da ein zu hoher Muskelabbau lebenswichtige Funktionen gefährden würde.

Während der Abbau von Fettgewebe bei Übergewicht gewünscht ist, mündet der Abbau von Muskelgewebe in einen Teufelskreis. Je weniger Eiweiß während einer Gewichtsabnahme aufgenommen wird, desto mehr Muskelgewebe wird abgebaut. Weniger Muskeln bedeuten wiederum, dass der Körper seinen Grund- und Leistungsumsatz weiter absenkt.

DIE SIEBEN GEGENSPIELER BEIM ABNEHMEN

Wenn das Abnehmen nicht so gelingt, wie gewünscht, glauben viele Menschen, dies liege ausschließlich daran, dass sie ihre guten Vorsätze nicht dauerhaft durchhalten.

GEGENSPIELER BEIM ABNEHMEN

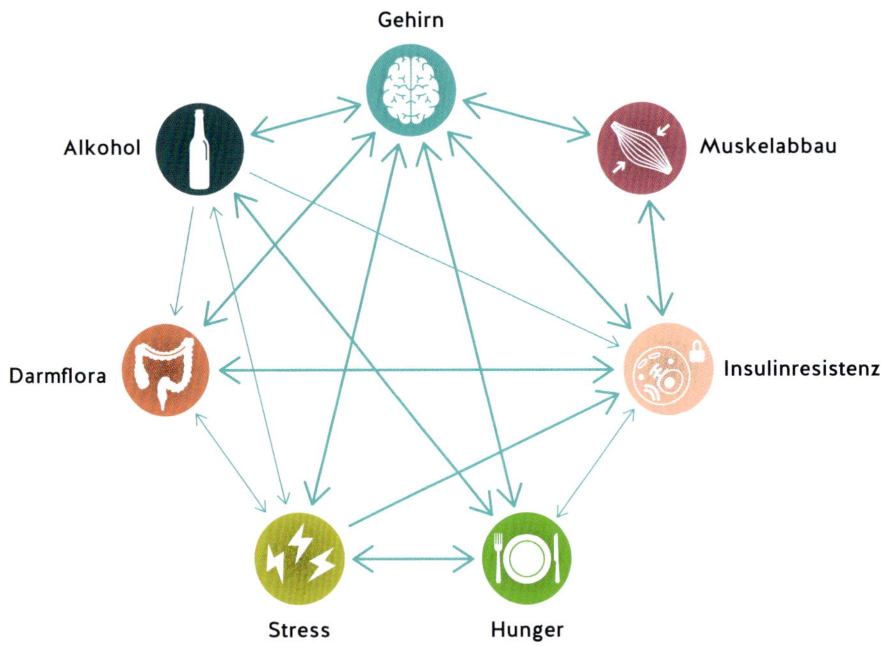

Diese Fälle gibt es natürlich. Die ganze Wahrheit ist aber deutlich komplexer.

Abzunehmen ist eine bewusste, rationale Willensentscheidung. Wir motivieren uns mit der Erwartung, nach einer Zeit der Entbehrungen endlich schlanker und gesünder zu sein. Doch unsere Entscheidung ruft mächtige Gegenspieler auf den Plan. Der mächtigste – quasi der Kapitän der Mannschaft – ist unser Gehirn. Seine Mitspieler sind Muskelabbau, Insulinresistenz, Hunger, Stress, eine gestörte Darmflora sowie Alkoholkonsum.

Wie die Abbildung zeigt, stehen die einzelnen Gegenspieler nicht für sich, sondern sie sind miteinander verbunden und beeinflussen sich in verschieden starken Ausprägungen gegenseitig. Je dicker der Pfeil, desto größer ist der jeweilige Zusammenhang. Hätten Sie zum Beispiel gewusst, dass das Gehirn dafür sorgt, dass wir bei Stress generell mehr Hunger – besonders auf kalorienreiche Lebensmittel – verspüren? Oder dass die Darmflora Sie am Abnehmen hindern kann? Wenn wir es mit diesen Gegenspielern aufnehmen wollen, ist es wichtig, sich dieser wechselseitigen Zusammenhänge bewusst zu werden.

In den folgenden Kapiteln nehmen wir die einzelnen Gegner genauer unter die Lupe.

Das Gehirn und wie es das Gewicht steuert

Der Kapitän der Mannschaft, die gegen das Abnehmen ins Feld zieht, ist das Gehirn. Unser Gehirn ist ein komplexes Organ. Es besteht aus verschiedenen Teilen, die untereinander und mit dem gesamten Organismus eng verknüpft sind. Vereinfachend kann man das Gehirn in zwei Bereiche unterteilen:

- Das Bewusstsein stellt den rationalen Teil dar, der für die Willensbildung, für bewusste Entscheidungen verantwortlich ist.
- Das Unterbewusstsein ist für nicht willentliche Vorgänge im Gehirn verantwortlich.

DAS EGOISTISCHE GEHIRN

Sitz des Unterbewusstseins ist das limbische System. Hier finden die nicht willentlichen Vorgänge im Gehirn statt, dieser Teil regelt unter anderem das Sättigungsgefühl und die Nahrungsaufnahme. Der Neurowissenschaftler Achim Peters spricht in seinem gleichnamigen Buch vom »egoistischen Gehirn«. Peters hat erforscht, wie das Gehirn als übergeordnetes Organ beim Hungern zuerst sich selbst versorgt und erst an zweiter Stelle die anderen Organe in unserem Körper. Das ist auch gut so, denn wir sind auf unser Gehirn angewiesen, um ernsthafte Energieengpässe zu vermeiden und immer rechtzeitig Essen zu besorgen. In den meisten Zeiten unserer Entwicklungsgeschichte wurde dadurch das Überleben des Menschen sichergestellt. Doch die Zeiten ändern sich. Seit Jahrzehnten stehen in Deutschland Nahrungsmittel überall und jederzeit zur Verfügung, und das zu günstigen Preisen. Auf diese drastisch veränderten Lebensbedingungen konnten sich die Mechanismen der Hunger- und Sättigungsregulation unseres Gehirnes noch nicht anpassen. Solche Veränderungen müssten in unseren Genen erfolgen und brauchen viele Generationen.

Hormonell gesteuerte Prozesse

Das limbische System funktioniert unbewusst, die Prozesse werden hormonell gesteuert, das geschieht mittels kurzfristiger Belohnungssysteme. Die verschiedenen Belohnungssysteme werden im Kapitel »Hunger ist nicht gleich Hunger« näher beschrieben. Wenn ich im Folgenden den Begriff Gehirn benutze, meine ich damit den unbewussten, hormonell gesteuerten Teil des Gehirns. Den willentlichen, rationalen Teil bezeichne ich als unseren Willen.

Muskelabbau – der Verbrennungsmotor im Ruhemodus

Ein wesentliches Problem beim Abnehmen ist der drohende Muskelabbau. Muskeln verbrauchen viele Kalorien. Bei einem Kaloriendefizit versucht der Körper, möglichst viele Kalorien einzusparen, das heißt, Muskeln, die er nicht benötigt, werden abgebaut. Das hat verschiedene negative Auswirkungen, zum Beispiel auf die Produktion von wichtigen Hormonen und auf den Stoffwechsel, der seine Aktivität reduziert. Nicht zuletzt sinkt der Grundumsatz, wenn sich der Muskelanteil verringert.
Dies lässt sich durch regelmäßiges Training verhindern. Das Training signalisiert dem Körper, dass die Muskeln gebraucht werden und dass besser Fettreserven abgebaut werden sollten. Ebenso wichtig ist es, darauf zu achten, dass der Körper genügend Eiweiß bekommt, das ein wichtiger Baustoff für die Muskeln ist. Zahlreiche Studien zeigen, dass beide Maßnahmen notwendig sind, damit die Muskulatur erhalten bleibt: Muskeltraining und ausreichende Eiweißzufuhr.

Tipp Um beim Abnehmen den Muskelabbau zu verhindern, ist Krafttraining besonders wichtig.

So können Sie den Muskelabbau verhindern

> **Trainieren Sie regelmäßig und dauerhaft Ihre Muskeln.**
> **Nehmen Sie reichlich hochwertiges Eiweiß zu sich.**
> **Achten Sie darauf, dass Ihre Kalorienzufuhr oberhalb Ihres Grundumsatzes liegt.**

MUSKELTRAINING

Um Muskeln aufzubauen und zu erhalten, ist eine Kombination von Ausdauer- und Kraftsport empfehlenswert. Ausdauersport, zum Beispiel Nordic Walking, Fahrradfahren, Schwimmen oder Joggen, verbraucht Kalorien und hilft unter anderem, das Risiko für Herz-Kreislauf-Erkrankungen zu senken. Wenn es darum geht, im Zusammenhang mit einer Gewichtsabnahme die Muskulatur zu erhalten, ist allerdings Krafttraining noch viel wichtiger.

HILDEGARD, 83 Jahre, Rentnerin
Typ-2-Diabetes, Normalgewicht (mit Tendenz zum Untergewicht), Kaubeschwerden, Appetitlosigkeit, Verstopfung, Abgeschlagenheit

Der Diabetes war bei der Patientin immer gut eingestellt. Aufgrund von Kaubeschwerden und Appetitlosigkeit nahm sie zuletzt ab und sie litt zunehmend an Kraftlosigkeit, Muskelabbau und Verstopfung. Magerquark, Haferbrei und Beeren konnte sie jedoch gut essen. So gelang es durch die Umstellung auf eine Ernährung mit einem hohen Eiweiß- und Haferanteil in Verbindung mit leichtem Muskeltraining, ihr Gewicht zu stabilisieren und Muskeln aufzubauen. Auch die Verstopfung hat sich dadurch gebessert.

Krafttraining

Wenn Untrainierte neu mit dem Krafttraining an Geräten beginnen, sollten sie zunächst zwei- bis dreimal pro Woche trainieren. Wird seltener trainiert, ist die Muskelstimulation zu gering, wird häufiger trainiert, ist die Erholungsphase der Muskelzellen zu kurz. Starten Sie mit wenig Widerstand und mit Trainingseinheiten von 20 bis 30 Minuten. Im Laufe der Zeit können die Dauer, Häufigkeit und Intensität des Trainings langsam gesteigert werden.

Sie können Ihr Krafttraining selbstverständlich auch zu Hause absolvieren. Es gibt zahlreiche Übungen, bei denen das eigene Körpergewicht genutzt wird, zum Beispiel Kniebeugen, Liegestütze und auch Treppensteigen. Weitere Möglichkeiten bieten einfache Hilfsmittel, wie ein Hula-Hoop-Reifen, Hanteln oder auch Wasserflaschen. Für die Häufigkeit gilt das Gleiche wie für das Training an Geräten.

Alltagsbewegung

Die Bedeutung von Alltagsaktivitäten wird oft unterschätzt. Das bereits erwähnte Treppensteigen oder Hausarbeit zum Beispiel sind ein hervorragendes Muskeltraining. Auch jeder zusätzliche Schritt hilft. Machen Sie in der Mittagspause einen Spaziergang, laufen Sie beim Telefonieren herum. Zählen Sie Ihre Schritte und versuchen Sie jeden Tag auf 10 000 Schritte oder mehr zu kommen.

BIOELEKTRISCHE IMPEDANZANALYSE

Wenn Sie Muskelmasse aufbauen, kann es sein, dass sich die Waage nicht in die gewünschte Richtung bewegt. Lassen Sie sich davon nicht beirren. Die beste Möglichkeit, die Entwicklung von Fettmasse, Muskelmasse und Wasserhaushalt zu beobachten, ist die Messung mittels bioelektrischer Impedanzanalyse (BIA).

EMPFEHLUNGEN FÜR DIE TÄGLICHE EIWEISSZUFUHR PRO KILOGRAMM NORMALGEWICHT

EUROPEAN SOCIETY FOR CLINICAL NUTRITION AND METABOLISM (ESPEN)	
Gesunde ältere Erwachsene	1,0–1,2 Gramm
Bei akuten oder chronischen Erkrankungen	1,2–1,5 Gramm
Personen mit schweren Erkrankungen oder Verletzungen	> 1,5 Gramm

PROF. INGO FROBÖSE IN: »DAS TURBO-STOFFWECHSEL-PRINZIP«	
Bis 40 Jahre	1,0 Gramm
Ab 40 Jahren	1,5 Gramm
Ab 50 Jahren	1,8–2,0 Gramm

EIWEISS: WICHTIGER BAUSTEIN DER MUSKULATUR

Unsere Muskeln bestehen zu einem Großteil aus Eiweiß und sind der größte Eiweißspeicher des Körpers. Wir müssen daher genügend Eiweiß zu uns nehmen, um die Muskeln zu erhalten. Der Körper benötigt aber auch Eiweiß, um Hormone sowie rote und weiße Blutkörperchen zu bilden.
Eiweiß macht satt und braucht im Vergleich zu Kohlenhydraten und Fetten mehr Energie, um verstoffwechselt zu werden. Eine Mahlzeit mit einem hohen Eiweißanteil verzögert darüber hinaus die Magenentleerung und bremst die Wirkung von Kohlenhydraten auf den Blutzuckeranstieg. Auch wird für den Eiweißstoffwechsel deutlich weniger Insulin benötigt als für den Kohlenhydratstoffwechsel, was wiederum dabei hilft, den Insulinspiegel zu senken und in der Folge eine vorhandene Insulinresistenz zu reduzieren (siehe Kapitel »Insulinresistenz – der Zucker bleibt vor der Tür«).

Empfehlungen für die tägliche Eiweißzufuhr

Die »Patientenleitlinie zur Diagnose und Behandlung der Adipositas« der Deutschen Adipositas-Gesellschaft (DAG) empfiehlt zum Abnehmen eine eiweißreiche Ernährung und die stufenweise Reduktion von Fett, Kohlenhydraten und Zucker. Die »Empfehlungen zur Ernährung von Personen mit Typ-2-Diabetes mellitus« der Deutschen Diabetes Gesellschaft (DDG) schlagen vor, dass im Rahmen einer Diät der Eiweißanteil zwischen 23 und 32 Prozent der Gesamtkalorienzufuhr liegen sollte. Was heißt das konkret? Es gibt verschiedene Empfehlungen für die Eiweißzufuhr (siehe Tabelle). Die Werte der europäischen Behörde ESPEN, die für Ernährungsempfehlungen zuständig ist, orientieren sich an dem Gesundheitszustand einer Person. Hingegen richten sich die Empfehlungen, die Prof. Ingo Froböse in seinem Buch »Das Turbo-Stoffwechsel-Prinzip« nennt, an gesunde Übergewichtige, die abnehmen wollen. Dies wird durch Eiweiß unterstützt, da es bei der Verarbeitung zusätzliche Kalorien verbrennt.

Bei einer täglichen Eiweißzufuhr unter 0,8 Gramm pro Kilogramm Körpergewicht drohen Mangelernährung und Muskelschwund. Mit zunehmendem Alter kann unser Körper Eiweiße nicht mehr so gut herstellen, sodass die Deutsche Gesellschaft für Ernährung (DGE) ab dem 65. Lebensjahr eine höhere Zufuhr empfiehlt: täglich 1 Gramm pro Kilogramm Körpergewicht.

Tipp Je höher das Alter und die sportliche Aktivität einer Person, desto mehr Eiweiß sollte sie zu sich nehmen.

Wie hoch darf die Eiweißzufuhr sein?

Die Frage, ob es eine Obergrenze für die Eiweißzufuhr gibt, ist umstritten. Zweifelsohne sollte von einer dauerhaft sehr hohen Eiweißzufuhr von mehr als 2,5 Gramm pro Kilogramm Normalgewicht abgesehen werden. Oft ist zu hören, dass zu viel Eiweiß den Nieren schaden könnte. Dabei ist jedoch zu berücksichtigen, dass in vielen Studien das Eiweiß überwiegend aus Fleisch stammte, welches viele gesättigte Fettsäuren enthält. In einer großen europäisch-australischen Studie hatte eine eiweißreichere Ernährung (zwischen 1,2 und 1,6 Gramm pro Kilogramm Körpergewicht) im Vergleich zur eiweißärmeren Ernährung ausschließlich Vorteile. Selbst bei Diabetes mellitus und chronischer Nierenschwäche gibt es sowohl für die deutsche als auch für die amerikanische Diabetesgesellschaft aktuell keinen Nachweis, dass die Eiweißzufuhr auf unter 0,8 Gramm pro Kilogramm Körpergewicht reduziert werden sollte.

Tipps für eine eiweißreiche Ernährung

- **Bei eiweißreicher Ernährung sollten Sie darauf achten, ausreichend zu trinken! Vorausgesetzt, Ihr Herz ist gesund, werden etwa 2 Liter Wasser am Tag empfohlen.**
- **Abwechslung ist wichtig! Decken Sie Ihren Eiweißbedarf nicht nur mit Fleisch und Fleischprodukten, sondern mit einer ausgewogenen Mischung aus tierischen und pflanzlichen Eiweißen.**
- **Wenn Sie chronisch erkrankt sind, fragen Sie Ihren Arzt nach der optimalen Eiweißzufuhr.**

Eiweißshakes und Formula-Diäten

Sie können Ihren Eiweißbedarf sehr gut mit einer eiweißreichen Ernährung decken. Doch was hat es mit diesen speziellen Eiweißdrinks auf sich, die vielerorts angepriesen werden? Hierbei ist zwischen zwei Arten zu unterscheiden: zum einen die Eiweißshakes, die Sportlern dabei helfen, Muskeln aufzubauen, zum anderen die Formula-Diäten, die zum Abnehmen empfohlen werden.

Eiweißshakes – cremig, praktisch, gut

Eiweißshakes sind Getränke, bei denen Flüssigkeit (beispielsweise Wasser oder Milch) mit Eiweißpulver verrührt und in einem Mixer fluffig aufgeschlagen wird. Sie enthalten biologisch hochwertige Eiweiße, doch häufig enthält das Pulver außerdem künstliche Aromastoffe (Vanille, Erdbeere) und Süßstoffe. Eiweißshakes haben wenige Zutaten und sind ruckzuck verzehrfertig. Dadurch sind sie sehr praktisch bei Zeitmangel und auch für unterwegs.

Sportler und Bodybuilder trinken oft Eiweißshakes vor oder nach dem Krafttraining, um den Muskelaufbau zu unterstützen.

Darüber hinaus zeigen Studien, dass Eiweißshakes auch bei kranken oder alten Menschen einem Muskelschwund entgegenwirken können. Zusammen mit Muskelübungen helfen sie bei diesen Personengruppen nachweislich, Muskulatur aufzubauen.

Formula-Diäten – Pro und Kontra

Die »Patientenleitlinie zur Diagnose und Behandlung der Adipositas« der DAG empfiehlt im Rahmen eines stufenweisen Vorgehens zum Abnehmen den Einsatz von Formula-Diäten. Bei Formula-Diäten werden modifizierte Eiweißshakes eingesetzt, die ein, zwei oder sämtliche Hauptmahlzeiten ersetzen. Um einen Nährstoffmangel vorzubeugen, gibt es Vorschriften, wie die Shakes in Bezug auf Eiweiß, Fett, Kohlenhydrate, Vitamine und Mineralstoffe zusammengesetzt sein müssen. Die Kalorienmenge pro Mahlzeit ist auf 400 Kalorien begrenzt, was einer täglichen Zufuhr von 1200 Kalorien entspricht. Um den gesundheitlichen Risiken einer Formula-Diät mit vollständigem Mahlzeitenersatz vorzubeugen, sollten diese Diäten unter ärztlicher Aufsicht stattfinden und auf wenige Wochen begrenzt sein.

Laut Studienlage sind Formula-Diäten gut dazu geeignet, kurzfristig viel Gewicht zu verlieren. Dies ist durch die geringe Kalorienzufuhr bei gleichzeitig akzeptabler Sättigung durch den hohen Eiweißgehalt zu erklären. Daten zum langfristigen Abnehmerfolg nach Formula-Diäten sind dagegen nicht so eindeutig. Auf jeden Fall gilt: Wer sich im Anschluss an eine Formula-Diät so ernährt wie zuvor, wird wieder zunehmen – der Jo-Jo-Effekt tritt ein.

Tipp Formula-Diäten können beim Einstieg in eine Diät helfen, als langfristige Ernährung sind sie jedoch nicht geeignet.

Ein weiterer Nachteil ist, dass eine Formula-Diät in der Regel deutlich teurer ist als die herkömmliche Ernährung. Darüber hinaus beklagen die Anwender oft den eintönigen, meist süßen Geschmack und dass es ihnen fehlt, feste Nahrung zu kauen. Nicht zuletzt sind in den modifizierten Eiweißshakes kaum Ballaststoffe enthalten, sodass Verstopfung die Folge sein kann.

VOR- UND NACHTEILE VON FORMULA-DIÄTEN

VORTEILE	NACHTEILE
Wenig Hunger und wenig Kalorien	Nur unter ärztlicher Anleitung empfohlen
Kurzfristig starke Gewichtsabnahme	Nur zeitlich befristet empfohlen
Erhalt der Muskelmasse (wenn gleichzeitig Muskeln trainiert werden)	Formula-Produkte sind hochpreisig
Einfache, schnelle Zubereitung (auch unterwegs)	Wenig Ballaststoffe
	Gefahr der Verstopfung
	Vitamine, Mineralien und Spurenelemente werden zugesetzt
	Keine sekundären Pflanzenstoffe
	Kein Kauen notwendig
	Geschmacklich eintönig
	Kurze Verweildauer im Magen
	Gefahr des Jo-Jo-Effektes
	Langfristige Gewichtsentwicklung unklar

Insulinresistenz – der Zucker bleibt vor der Tür

Ein weiterer wichtiger Gegenspieler beim Abnehmen ist die Insulinresistenz, also die verminderte Wirkung des Hormons Insulin. Das Insulin hat die Aufgabe, den Zucker aus dem Blut auf die Zellen zu verteilen, damit er dort verarbeitet werden kann. Wenn das Insulin nicht gut wirkt, bleibt der Zucker vor den Zellentüren und fehlt zugleich in den Zellen als Energiequelle. Die Folge: Wir fühlen uns schlapp und müde. Um dies auszugleichen, erhöht der Körper den Insulinspiegel (sogenannter Hyperinsulinismus).

EINFLUSS DER ERNÄHRUNG AUF DEN INSULINSPIEGEL

Der Blutzuckerspiegel lässt sich durch die Ernährung beeinflussen. Einfache Kohlenhydrate – Zucker – im Essen und Trinken lassen den Blutzucker- und damit auch den Insulinspiegel schnell ansteigen, während komplexe Kohlenhydrate – Stärke – deutlich langsamer wirken. Der Grund dafür ist der unterschiedliche Aufbau: Kohlenhydrate bestehen aus miteinander verbundenen Zuckerbausteinen. Bei einfachen Kohlenhydraten sind diese Ketten sehr kurz und die Aufspaltung der Bausteine dauert nicht lange, daher gelangen die Zuckerbausteine sehr schnell ins Blut. Bei komplexen Kohlenhydraten sind diese Ketten von Zuckerbausteinen länger, der Körper braucht mehr Zeit, um sie aufzuspalten, und wir fühlen uns länger satt.
Der glykämische Index (GI) ist ein Maß für die blutzuckersteigernde Wirkung von Lebensmitteln. Die Referenz ist Traubenzucker (Glukose) mit einem GI-Wert von 100. Je niedriger der GI, desto geringer ist der Anstieg von Blutzucker- und Insulinspiegel.

Einfachzucker und Zweifachzucker

Die wichtigsten Vertreter der Einfachzucker sind Traubenzucker (Glukose) und Fruchtzucker (Fruktose). Zu den Zweifachzuckern gehören Haushaltszucker (Saccharose), Milchzucker (Laktose) und Malzzucker (Maltose).

Bedeutung der Mahlzeitenzusammensetzung

Die Zusammensetzung der Mahlzeiten wirkt sich darauf aus, wie viel Insulin der Körper ausschüttet. In der Folge hat sie auch Einfluss auf die Entstehung einer Insulinresistenz. Positiven Einfluss auf den Insulinspiegel haben eine kohlenhydratarme, ballaststoffreiche, fett- und/oder eiweißreiche Ernährung sowie Fasten. Negativen Einfluss auf den Insulinspiegel hat eine Ernährung, die viele Lebensmittel mit einem hohen glykämischen Index enthält.

URSACHEN FÜR EINE INSULINRESISTENZ

Hauptursachen einer Insulinresistenz sind genetische Veranlagung oder eine ungesunde Lebensweise, oft auch in Kombination.

> viele einfache oder zweifache Kohlenhydrate in der Ernährung (vor allem zuckerhaltige Getränke)
> vermehrter Verzehr von rotem Fleisch und verarbeitetem Fleisch
> Übergewicht
> Bewegungsmangel
> genetische Veranlagung
> Schwangerschaftsdiabetes der Mutter
> hormonelle Faktoren
> Medikamente (z. B. Cortison)
> höheres Lebensalter

WIE ZUCKER VERSTOFFWECHSELT WIRD

Wenn nach dem Essen der Blutzuckerspiegel ansteigt, schüttet die Bauchspeicheldrüse Insulin aus, um den Zucker in die Zellen zu schleusen. Dabei wird zuerst das Gehirn versorgt, dann sind die Zellen von Muskulatur und Leber an der Reihe. Überzähliger Zucker wird in Form von Glykogen in der Muskulatur gespeichert, um später bei Bedarf freigesetzt zu werden. Ist darüber hinaus Zucker vorhanden, wird dieser als Fett im Fettgewebe eingelagert. Insulin ist das einzige Hormon, das Zucker verstoffwechseln und Körperfett aufbauen kann (adipogene Funktion). Erhöhte Blutzucker- und Insulinspiegel regen die Herstellung von Fetten (Glyzerine und freie Fettsäuren) an, welche ins Blut (Hypertriglyzeridämie) und ins Fettgewebe gelangen. Aus diesem Grund nehmen Menschen mit einer Insulinresistenz – also auch sehr viele Typ-2-Diabetiker – leichter zu und es fällt ihnen schwerer, abzunehmen.

Das Fettgewebe, in dem der überschüssige Zucker landet, sitzt unter anderem im Bauchraum (= viszerales Fettgewebe) und ist stoffwechselaktiv, das heißt, es schüttet zahlreiche Fettgewebshormone (= Adipokine) aus. Die meisten »überflüssigen« Kalorien landen hier und verschlechtern die Insulinresistenz noch weiter. Der Teufelskreis ist geschlossen.

Mit einer Insulinresistenz assoziiert sind:

> Typ-2-Diabetes
> polyzystisches Ovarialsyndrom (PCO-Syndrom)
> bauchbetontes Übergewicht beziehungsweise Adipositas
> ernährungsbedingte Unterzuckerungen
> Fettleber
> erhöhte Triglyzerid-Werte

EINE INSULINRESISTENZ ERKENNEN

Bei den meisten Menschen mit Typ-2-Diabetes liegt eine Insulinresistenz vor. Das Risiko steigt mit dem Ausmaß des Übergewichtes

WIE ZUCKER VERSTOFFWECHSELT WIRD

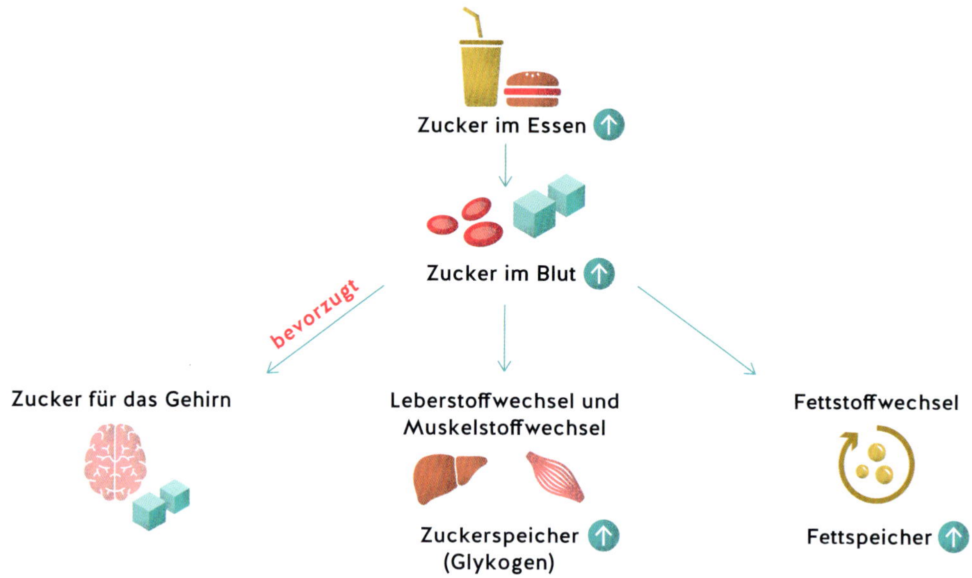

an. Doch auch bei denjenigen, die weder Diabetes noch Übergewicht haben, hat in Deutschland schätzungsweise jeder Fünfte eine Insulinresistenz.
Für die Diagnose werden verschiedene Blutwerte untersucht und analysiert.

Tipp Wenn bei Ihnen Anzeichen auf eine Insulinresistenz vorliegen, sollten Sie sich umgehend testen lassen. Sie lässt sich gut behandeln.

HOMA-Insulinresistenz-Index

Um eine Insulinresistenz festzustellen, kann im Blut die Nüchtern-Messung des Insulin- und des Blutzuckerspiegels erfolgen. Daraus errechnet sich der sogenannte HOMA-Insulinresistenz-Index (engl. Homeostasis Model Assessment), kurz HOMA-IR-Index. Je höher der Wert, desto wahrscheinlicher ist eine Insulinresistenz.
Der HOMA-IR-Index wird zum Beispiel immer dann bestimmt, wenn der Verdacht auf ein PCO-Syndrom (polyzystisches Ovarialsyndrom) besteht. Betroffen ist in Deutschland etwa jede zehnte Frau im gebärfähigen Alter. Als wichtigster Risikofaktor gilt Übergewicht, doch auch fünf Prozent der jungen Frauen mit Normalgewicht haben ein PCO-Syndrom. Die Diagnose wird anhand der folgenden Symptome gestellt: Zysten an den Ei-

TEUFELSKREIS INSULINRESISTENZ

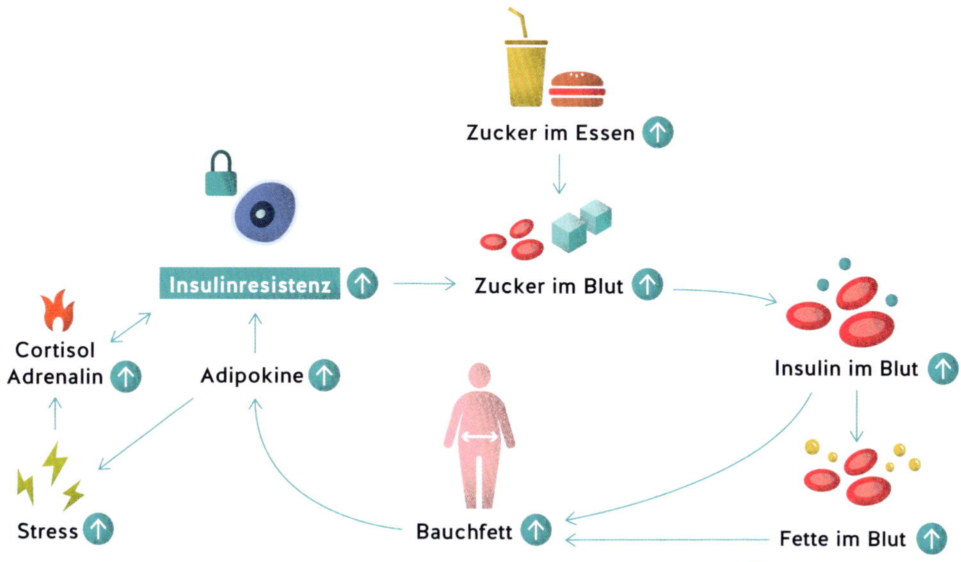

erstöcken, Auffälligkeiten bei der Regelblutung, Veränderungen im Hautbild oder bei der Körperbehaarung (z. B. Haarausfall).

Blutzuckerschwankungen und Zuckerbelastungstest

Blutzuckerschwankungen sind ebenfalls Hinweise auf eine Insulinresistenz. Nach kohlenhydrathaltigen Mahlzeiten steigt der Blutzucker bei Insulinresistenz kurzzeitig höher an als üblich. Unser Körper bemerkt den Blutzuckeranstieg und schüttet vermehrt Insulin aus, um den Blutzuckerspiegel zu senken. Enthalten Mahlzeiten viel Zucker und wird Insulin zu spät und in zu großer Menge ausgeschüttet, kann es später sogar zu Unterzuckerungen kommen (ernährungsbedingte Unterzuckerungen = alimentäre Hypoglykämien).

Studien zeigen, dass Blutzuckerschwankungen darüber hinaus ein unabhängiger Risikofaktor für die Entwicklung von Übergewicht sind.

Blutzuckerschwankungen lassen sich durch Zuckerbelastungstests (= oraler Glukosetoleranztest/oGTT) entdecken. Meist wird ein oGTT beim Hausarzt oder Diabetologen zur Diagnose (oder zum Ausschluss) eines Diabetes mellitus durchgeführt. Der Blutzucker wird nüchtern bestimmt sowie zwei Stunden, nachdem der Patient ein Getränk mit 75 Milliliter Zucker zu sich genommen hat.

Blutzuckermessgerät oder Glukosesensor

Zuckerschwankungen können Sie auch selbst mithilfe eines Blutzuckermessgerätes oder eines Glukosesensors (= kontinuierliches Glukosemesssystem/CGM) messen. Dabei wird deutlich, dass Zuckerwerte nach zuckerhaltigen Lebensmitteln stärker ansteigen als bei Lebensmitteln mit hohem Fett-, Eiweiß- oder Ballaststoffanteil. Bedenken Sie aber, dass zahlreiche weitere Faktoren Einfluss auf den Zuckerverlauf nehmen, wie zum Beispiel körperliche Aktivität, Alkohol, Tageszeit und Hungern.

Mehr Infos zu Blutzuckermessgeräten und Glukosesensoren finden Sie hier: www.hafertage.com

Erhöhter Bauchumfang

Ein weiterer Hinweis auf eine Insulinresistenz kann ein erhöhter Bauchumfang (Taillenumfang) sein. Der Bauchumfang korreliert eng mit der Menge des Fettgewebes im Bauchraum. Um ihn zu ermitteln, verwenden Sie ein flexibles Maßband und messen an der dicksten Stelle des Bauches, etwa auf der Höhe des Bauchnabels. Der Zeitpunkt der Messung sollte immer gleich sein, am besten morgens, wenn der Magen noch leer ist. Auch wenn sich auf der Waage manchmal nicht so viel tut, ist eine regelmäßige Messung des Bauchumfangs ein guter Hinweis darauf, ob das Körperfett sinkt.

Mehr zum Thema Bauchumfang können Sie hier nachlesen: www.hawei.online

BEHANDLUNG EINER INSULINRESISTENZ

Eine Insulinresistenz lässt sich gut behandeln. Die Therapie besteht vor allem aus einer optimierten Lebensweise: das heißt, Übergewicht abbauen, viel Bewegung, Muskelaufbau und gesunde Ernährung.

Tipp Nur die Kohlenhydrate zu reduzieren, bringt wenig. Setzen Sie auf komplexe Kohlenhydrate mit vielen Ballaststoffen.

Bei der Ernährungsumstellung stehen die Kohlenhydrate im Fokus. Werden nur wenig einfache Kohlenhydrate aufgenommen, sinken Blutzucker- und Insulinspiegel und die Insulinresistenz bessert sich. Im Gegensatz zu Fetten und Eiweißen, die unser Körper nicht alle vollständig selbst herstellen kann, ist die Zufuhr von Kohlenhydraten nicht zwingend erforderlich. In den letzten Jahren ist ein Trend hin zu einer kohlenhydratreduzierten Ernährung zu beobachten. In extremen Fällen, wie bei der ketogenen Ernährung, liegt der Kohlenhydratanteil unter 25 Prozent. Kohlenhydrate zu reduzieren, kann durchaus sinnvoll sein, dabei sind jedoch ein paar Dinge zu beachten.

BAUCHUMFANG UND GESUNDHEITSRISIKO

	FRAUEN	MÄNNER
Erhöhtes Risiko einer Insulinresistenz	Über 80 cm	Über 94 cm
Stark erhöhtes Risiko für Herz-Kreislauf-Erkrankungen	Über 88 cm	Über 102 cm

Vor allem komplexe und nicht zu viele Kohlenhydrate

Wie bereits beschrieben, brauchen wir Zucker in Form von Glukose, damit die Vorgänge in unserem Organismus funktionieren. Insbesondere unser Gehirn ist auf die tägliche Zufuhr von Zucker angewiesen. Wir können ihn in Form von einfachen Kohlenhydraten zu uns nehmen, so ist der Zucker sofort verfügbar. Oder wir essen komplexe Kohlenhydrate, die zu Glukose abgebaut werden, sodass der Zucker nach und nach ins Blut gelangt. Ohne körperlich aktiv zu sein, benötigen wir täglich 150 bis 180 Gramm Kohlenhydrate. Bei Männern liegt der Bedarf etwas höher als bei Frauen.

Ein niedriger Blutzuckerspiegel löst Heißhungerattacken aus (siehe Kapitel »Hunger ist nicht gleich Hunger«), auf die nur zu oft ungezügeltes Essen folgt. Dafür ist vor allem das Gehirn verantwortlich – ist es unterversorgt, braucht es sofort Zucker. Im Zwischenhirn, genauer gesagt im Hypothalamus, wird außer dem Zuckerspiegel auch kontinuierlich die Konzentration der drei Hormone Leptin, Ghrelin und Insulin bestimmt, welche Hunger, Sättigung und Set-Point regulieren.

Bekommt unser Körper zu wenig Kohlenhydrate, stellt er den benötigten Zucker zunächst aus Eiweißen der »nicht benötigten« Muskulatur her. Um diesen Abbau größtenteils zu verhindern, sind regelmäßige Bewegung sowie Kraftsport essenziell. Genauso ist es zu empfehlen, nicht zu wenige, aber auch nicht zu viele Kohlenhydrate aufzunehmen. Ideal ist ein Anteil von 35 bis 45 Prozent der Gesamtkalorienzufuhr. Noch wichtiger als die Menge ist die Qualität der Kohlenhydrate: Es sollten vorwiegend komplexe, langkettige Kohlenhydrate aufgenommen werden, das macht länger satt und verhindert Heißhungerattacken.

Die Rezepte in diesem Buch sind ideal für diese Ernährungsweise. Sie enthalten Lebensmittel mit komplexen Kohlenhydraten – allen voran Hafer, aber auch Gemüse und Obst –, welche viele Ballaststoffe, Vitamine, Mineralstoffe und sekundäre Pflanzenstoffe enthalten.

Hunger ist nicht gleich Hunger

Einer der mächtigsten Gegenspieler beim Abnehmen ist der Hunger. In der Evolutionsgeschichte des Menschen hat es sich als Überlebensvorteil erwiesen, wenn wir uns – vom Hunger getrieben – rechtzeitig auf die Suche nach Essen machten. Am Ende haben diejenigen überlebt, die in der Lage waren, durch Jagen und Sammeln ausreichend Nahrung zu besorgen.
Doch Hunger ist nicht gleich Hunger. Es lassen sich verschiedene Arten unterscheiden: Vom Heißhunger habe ich bereits mehrmals gesprochen, es gibt aber auch Gefühlshunger und Sinneshunger.

HEISSHUNGER

Um abzunehmen, ist ein Kaloriendefizit notwendig. Idealerweise nehmen wir gesunde Nahrungsmittel zu uns, die uns lange satt machen, wenig Kalorien haben und den Insulinspiegel nicht in die Höhe schießen lassen. Gelingt uns das nicht, bekommen wir Hunger. Hunger baut sich langsam auf und ist nicht situationsabhängig. Oft können wir diesen Hunger anfangs noch ignorieren oder uns ablenken, auch wenn der Magen ein wenig knurrt. In jedem Fall lässt er sich in dieser Phase mit einem Apfel oder einer Schale Haferflocken leicht vertreiben. Doch je länger wir nichts essen, desto spürbarer werden die körperlichen Signale, welche vor allem durch die Stresshormone Adrenalin und Cortisol vermittelt werden. In der Folge lässt die Konzentration nach, unsere Laune wird schlechter oder uns wird sogar kalt.
Im weiteren Verlauf bezeichne ich diesen Hunger als Heißhunger, wobei ich betonen möchte, dass die Übergänge vom »normalen« Hunger zum Heißhunger fließend sind. Die Gefahr beim Heißhunger ist, dass Sie oft mehr, ungesünder und unkontrollierter essen, als es gut wäre.
Der Heißhunger vergeht erst dann, wenn das Kaloriendefizit ausgeglichen wird.

Tipp Vermeiden Sie, dass aus »normalem« Hunger Heißhunger wird, indem Sie rechtzeitig etwas essen. Oft genügt schon etwas Obst oder eine Schale Haferflocken.

In unserer westlichen Gesellschaft ist Nahrung jederzeit und im Überfluss vorhanden. Die meisten von uns lernen Heißhunger erst durch Diäten kennen. Versuchen Sie nicht, Heißhunger auszuhalten. Diesen Kampf können Sie nicht gewinnen. Im Gegenteil: Achten Sie darauf, dass Sie rechtzeitig essen, bevor sich aus Hunger Heißhunger entwickelt.

Strenge Diät verursacht Heißhunger

In einer US-amerikanischen Studie mit jungen Männern wurde die tägliche Kalorienzufuhr über mehrere Monate drastisch von 3400 Kalorien auf 1500 Kalorien gesenkt. Vorwiegend gab es kohlenhydratreiche Mahlzeiten zu essen. Bei den Studienteilnehmern traten rasch zahlreiche, vor allem psychische Beschwerden auf. Selbst Monate nach Ende der Diät waren immer noch viele der Teilnehmer besessen von Gedanken an Essen. Einige von ihnen nahmen nach der Diät 10 000 Kalorien und mehr am Tag zu sich, alle legten wieder an Gewicht zu, die meisten von ihnen wogen schließlich mehr als vor der Studie.

Unterzuckerung macht Hunger

Diabetiker, die mit Insulin behandelt werden, kennen das Gefühl niedriger Blutzuckerspiegel sehr gut. Sie berichten, dass sich in diesem Moment starker Heißhunger entwickelt. So kann es sein, dass nach einer Unterzuckerung weitergegessen wird, lange nachdem sich der Blutzuckerspiegel wieder normalisiert hat.

Den Magen füllen

Eine wichtige Rolle bei Hunger und Sättigung spielt der Magen. Wenn wir etwas essen, füllt sich der Magen und dehnt sich aus. Rezeptoren im Magen senden Signale an das Gehirn und melden »satt«. Im besten Fall hören wir dann auf zu essen.

Dieses Prinzip der Magendehnung können Sie sich beim Abnehmen zunutze machen, indem Sie Lebensmittel mit großem Volumen und geringer Kaloriendichte bevorzugen. Dazu gehören zum Beispiel wasser- und ballaststoffreiche Mahlzeiten wie Suppen und Eintöpfe mit viel Gemüse. Hingegen haben fettreiche Lebensmittel die höchste Energiedichte und sättigen – bei vergleichbarer Kalorienmenge – am schlechtesten. Ähnlich schlecht schneiden Lebensmittel mit zugesetztem Zucker (beispielsweise zuckerhaltige Getränke) ab.

Alternativ können Sie auch vor und während des Essens Wasser trinken. Dies füllt ebenfalls den Magen und begünstigt die Sättigung.

Mangel an Makronährstoffen

Für unser Hungergefühl ist nicht nur die Kalorienbilanz wichtig. Unser Körper hat auch ein Gespür dafür, ob er gut mit Mikro- oder Makronährstoffen versorgt ist. Hat er das Gefühl, hier fehlt etwas, kann er Heißhunger auf ein bestimmtes Lebensmittel entwickeln. Wir Menschen sind seit jeher an Mischkost gewöhnt, also eine Mischung aus Kohlenhydraten, Eiweißen und Fetten. Sind diese drei Makronährstoffe ausgeglichen, ist alles in Ordnung. Für gewisse Zeit fällt es uns auch nicht schwer, einen der drei Nährstoffe stark zu reduzieren. Auf Dauer geht das aber nicht gut und wir sehnen uns nach dem, auf das wir verzichten mussten.

Eiweiße und Fette kann unser Körper nicht selbst vollständig herstellen, sodass wir diese Nährstoffe, zumindest teilweise, über die Nahrung aufnehmen müssen. Anders ist es bei den Kohlenhydraten. Der Körper kann sie, wenn nötig und mit etwas Mehraufwand, aus Eiweißen oder Fetten produzieren. Das heißt aber nicht, dass unser Gehirn mit einer zu geringen Kohlenhydrataufnahme einverstanden ist. Es kann einzig Glukose verwerten und um gut zu funktionieren, braucht es genügend Kohlenhydrate, die schnell zugänglich sind.

Ob Sie nun Fett reduzieren oder Kohlenhydrate – es ist sehr schwer, eine einseitige Diät ein Leben lang durchzuhalten. Viel wichtiger ist jedoch, dass Diäten, die auf den weitgehenden Verzicht eines Makronährstoffs setzen, auch ungesund sind und zu Heißhungerattacken führen.

Mangel an Mikronährstoffen

Nicht immer einfach zu bemerken ist der Mangel an Mikronährstoffen, also an Vitaminen, Mineralstoffen oder Spurenelementen. Dieser kann der Grund sein, wenn nach einer kalorienreichen Fast-Food-Mahlzeit das Sättigungsgefühl nicht lange anhält. Und wer kennt nicht den Drang nach Salzigem zum Frühstück, wenn wir am Vorabend reichlich Alkohol getrunken haben, der dem Körper Salz entzieht. In der Tabelle sind weitere mögliche Zusammenhänge zwischen Heißhunger auf bestimmte Lebensmittel und Nährstoffmangel aufgeführt. Dazu finden Sie gesunde Alternativen, mit denen Sie den

WAS FEHLT DEM KÖRPER BEI HEISSHUNGER?

HEISSHUNGER AUF ...	DAS FEHLT	GESUNDE ALTERNATIVEN
Schokolade	Magnesium, Tryptophan (essenzielle Aminosäure)	Haferflocken, frisches Obst, Nüsse
Süßigkeiten/Kuchen	Zucker, Tryptophan (essenzielle Aminosäure)	Haferflocken, frisches Obst, Nüsse
Chips, Eingelegtes	Salz	Oliven, Fisch, Essiggurken
Fast Food, Fettiges	Kalorien, Fette	Nüsse, Olivenöl, Rapsöl, fettreicher Fisch
Käse	Salz, Omega-3-Fettsäuren	Nüsse (gesalzen), Olivenöl, Rapsöl, fetter Fisch
Nudeln	Kalorien, Kohlenhydrate	Haferflocken, Vollkornprodukte
Fleisch, Wurstwaren	Eisen, Eiweiß	Haferflocken, grünes Gemüse, Fisch

Heißhunger stillen können: Wenn Sie immer ein paar Nüsse, Haferflocken und Obst zur Hand haben, sind Sie bestens gewappnet.

GEFÜHLSHUNGER

Gefühlshunger bedeutet, dass wir nicht essen, weil unser Körper Energie oder andere Inhaltsstoffe aus Lebensmitteln braucht. Das Essen ist in diesem Fall eine Reaktion auf unterschiedliche Gefühle und Situationen. Meist handelt es sich um negative Gefühle, wie Stress, Kummer, Langweile oder Einsamkeit. Essen kann aber auch quasi als Belohnung für positive Gefühle fungieren.

Futterneid

Futterneid gehört ebenfalls zum Gefühlshunger. Egal, ob wir hungrig oder satt sind – wir möchten instinktiv etwas essen, nur weil jemand anderes es isst. Dieses Gefühl stammt meist aus der Kindheit, in der man zum Beispiel mit Geschwistern um das größere, bessere, leckerere Stück gestritten hat. Auch als Erwachsene orientieren wir uns bei der Menge und der Zusammensetzung unseres Essens an dem, was die Personen essen, mit denen wir gemeinsam am Tisch sitzen.

Schlaf

Ob wir gut oder schlecht, viel oder wenig schlafen, beeinflusst unser Essverhalten. Studien haben ergeben, dass wir an Tagen, an denen wir weniger schlafen, bis zu 500 Kilokalorien mehr essen. Denn zu wenig Schlaf bedeutet Stress, daraus folgt Energiemangel, den der Körper wiederum versucht mit Essen auszugleichen. Wer hingegen ausreichend schläft, ist besser gelaunt, ist belastbarer und hat mehr Energie. Unser Gehirn fordert dann weniger Energie in Form von Kalorien an.

Tipp Bedenken Sie: Wenn Hunger nicht das Problem ist, dann ist Essen nicht die Lösung!

SINNESHUNGER

Von Sinneshunger sprechen wir, wenn die Sinnesorgane Augen, Nase und Mund uns »Lust aufs Essen« machen. Dabei spielt es keine große Rolle, ob wir Hunger haben oder gerade etwas gegessen haben und eigentlich satt sind.

Das Auge isst mit

Wenn wir etwas zu essen sehen, das besonders appetitlich aussieht, bekommen wir Hunger – oder zumindest Lust darauf, etwas zu essen. Das gilt für die Auslage beim Bäcker ebenso wie für Fotos von Gerichten. So überlässt die professionelle Food-Fotografie nichts dem Zufall und verwendet sogar Haarspray, um Speisen schmackhafter aussehen zu lassen. Blutuntersuchungen von Probanden zeigen, dass beim Betrachten von Bildern mit leckeren Mahlzeiten die für Hunger und Sättigung verantwortlichen Hormone Ghrelin, Leptin und Insulin beeinflusst werden. Der Speichelfluss wird angeregt, uns läuft das sprichwörtliche Wasser im Mund zusammen.
Dabei spielt die Farbe eine wichtige Rolle. Psychologen der Universität Regensburg untersuchten die Wechselwirkung von Farbe

und Geschmack und konnten zeigen: Im Zweifel vertrauen wir eher unseren Augen als unserem Geschmackssinn. So wurde zum Beispiel Wasser, das in blauen Gläsern serviert wurde, von den Teilnehmern der Studie als erfrischender empfunden als Wasser in durchsichtigen Gläsern.
Auch dieses Buch spricht Ihren Augenhunger an: Die Rezepte sollen so lecker klingen, wie sie sind, und die Bilder sollen den Appetit anregen und Lust darauf machen, die Rezepte auszuprobieren.

Aus den Augen, aus dem Sinn

Kennen Sie das? Eigentlich haben Sie kein Verlangen nach Süßigkeiten, doch sobald Sie in der Kaffeeküche eine Schale mit Keksen auf dem Tisch sehen, können Sie nicht widerstehen. Auch die Schale mit Nüssen auf dem Wohnzimmertisch verleitet zum Zugreifen. Zumindest zu Hause können Sie dem entgehen: Kaufen Sie möglichst wenig Süßigkeiten und ungesunde Snacks. Die Vorräte, die Sie haben, lagern Sie möglichst weit weg und so, dass sie nicht sichtbar sind.

Immer der Nase nach

Unser Riechsinn ist der heimliche Star unter den Sinnen, denn er kann vermutlich mehr als eine Billion Gerüche unterscheiden. Das Riechen beeinflusst uns auf vielfältige Weise. So können Gerüche in uns Erinnerungen wachrufen, uns vor Schaden, wie verdorbenen Lebensmitteln, bewahren oder eben auch Appetit auslösen, wenn wir zum Beispiel am Pizzastand vorbeilaufen oder krampfhaft versuchen auf spezielle Gerichte zu verzichten.

Doch der Riechsinn ist nicht nur für Gerüche verantwortlich, sondern im Zusammenspiel mit den Geschmacksknospen auf der Zunge auch für die Wahrnehmung der Aromen beim Essen und Trinken. Dabei wird das Schmecken zum überwiegenden Teil vom Geruch bestimmt, daher empfinden Menschen, deren Riechsinn gestört ist, das Essen oft als fade und können es nicht mehr genießen.

Auf der Zunge zergehen lassen

Unsere Zunge kann gerade einmal fünf Dinge schmecken: süß, salzig, sauer, bitter und umami (herzhaft würzig). Bitter mögen wir oft nicht, und das aus gutem Grund: Verdorbene oder giftige Dinge sind oft bitter. Süß dagegen mögen alle – denn dies ist dem Körper bekannt als schnelle Energiequelle.
Mit dem Mund schmecken wir jedoch nicht nur, sondern empfinden auch die Konsistenz von bestimmten Speisen als angenehm. Wenn wir uns vorstellen, wie die Schokolade im Mund schmilzt oder krosse Chips knuspern, regt das den Appetit an.

DEM HUNGER BEGEGNEN

Die beschriebenen Arten von Hunger haben gemeinsam, dass wir zu oft, zu viel oder das Falsche essen. Und häufig haben wir danach ein schales Gefühl. Wie können wir das vermeiden?

Innehalten

Als Erstes gilt es, einen Moment innezuhalten, bevor Sie den Kühlschrank öffnen oder zur Kekspackung greifen. Überlegen Sie: Haben Sie wirklich Hunger oder steckt etwas anderes dahinter? Welche Art von Hunger verspüren Sie gerade?

Nie hungrig einkaufen gehen

Dem Sinneshunger können Sie zum Beispiel ausweichen, indem Sie nie hungrig einkaufen gehen. Wenn Sie mit vollem Magen durch den Supermarkt schlendern, wird es Ihnen leichter fallen, das Süßigkeitenregal links liegen zu lassen.

Keine Süßigkeiten in Reichweite

Legen Sie zu Hause oder im Büro keine Süßigkeiten- oder Chipsvorräte an. Sorgen Sie stattdessen dafür, dass immer gesunde Snacks wie Gemüse, Obst, Nüsse und Zartbitterschokolade im Haus sind.

Den Geschmackssinn trainieren

Trainieren Sie Ihren Geschmackssinn. Sie essen zu viel Süßes? Dann reduzieren Sie schrittweise die Süße in den Speisen. Seien Sie konsequent – nach wenigen Wochen werden Ihnen Ihre ehemaligen Lieblingsspeisen zu süß sein. Das funktioniert auch gut mit salzigen Speisen.

Sättigungssignale wahrnehmen

Essen Sie langsam und bewusst, damit Sie die Sättigungssignale wahrnehmen. Und dann hören Sie auf zu essen, auch wenn der Teller noch nicht leer ist. Ich weiß, das ist einfacher gesagt, als getan. Wenn es gut schmeckt, essen wir oft weiter, obwohl wir eigentlich satt sind. Hin und wieder können Sie das tun, doch Vorsicht: nicht zu oft und nicht zu viel, denn dies steht ihrem langfristigen Ziel im Weg. Studien zeigen, dass wir umso mehr essen, umso größer die Portion ist, die vor uns steht. Verwenden Sie daher kleine Teller, darauf wirkt die Portion größer und es fällt leichter, aufzuhören, wenn der Teller leer ist.

Achtsam essen

Wie Studien gezeigt haben, essen wir mehr, wenn wir uns beim Essen ablenken lassen, zum Beispiel dabei fernsehen oder Zeitung lesen. Konzentrieren Sie sich daher auf das Essen, genießen Sie jeden Bissen. Spüren Sie die Konsistenz, schmecken Sie die Gewürze, nehmen Sie den Duft wahr … So essen Sie automatisch langsamer und weniger.

Heißhunger mit Wasser stillen

Heißhunger stillen Sie mit etwas Gesundem. Oft hilft es auch, erst mal ein Glas Wasser zu trinken und sich dann in Ruhe etwas zu essen zu machen.

Alternative Belohnungen

Gefühlshunger können Sie begegnen, indem Sie ein alternatives Belohnungssystem etablieren, bei dem Essen keine Rolle spielt. Auch hier gilt: erst einmal innehalten. Machen Sie sich bewusst, welchem Gefühl der Hunger enstspringt oder ob Sie vielleicht einfach zu wenig geschlafen haben. Vielleicht ist ja ein Spaziergang eine gute Alternative zum Essen?

Tipp Sie sind hungrig? Greifen Sie nicht gleich zur Schokolade oder zum Käsebrötchen. Gehen Sie in sich und finden Sie heraus, welchen Hunger Sie gerade spüren!

Stress – wenn die Hormone das Abnehmen verhindern

Ein weiterer mächtiger Gegenspieler, der es schwer macht, nachhaltig abzunehmen, ist bei sehr vielen Menschen der Faktor Stress.

WAS IST STRESS?

Bei Stress werden die Hormone Adrenalin und Cortisol ausgeschüttet. Der Adrenalinspiegel steigt meist nur für wenige Sekunden oder Minuten an, hingegen kann das Stresshormon Cortisol längere Zeit oder sogar dauerhaft erhöht sein. Erhöhte Cortisolspiegel führen zum Anstieg von Blutzucker- und Insulinspiegel sowie zum Aufbau von Fettgewebe.
Wir müssen in unserem Alltag vielen Anforderungen gerecht werden, wodurch wir uns gestresst fühlen. Wird Stress als belastend wahrgenommen, wird er als negativer Stress (Disstress) bezeichnet. Ist eine stressige Situation hingegen mit Freude und Begeisterung verbunden, handelt es sich um positiven Stress (Eustress). In unserem Zusammenhang geht es um negativen Stress.

STRESS MACHT DICK

Australische Forscher untersuchten in einem Experiment mit Mäusen, wie sich Stress auf den Appetit auswirkt. Sie setzten eine Gruppe von Mäusen Stress aus. Nach hochkalorischem Essen stieg ihr Insulinspiegel um etwa das Zehnfache an und blieb hoch. In der Folge aßen sie mehr und wurden dicker als ihre Artgenossen, die keinem Stress ausgesetzt wurden. Fazit: Ungesundes Essen wirkt sich im Zustand von Stress auf unser Gewicht im doppelten Sinne ungünstig aus.
In einer Studie der Universität München wurde festgestellt, dass bereits Kinder ab vier Jahren in Stresssituationen aßen, obwohl sie gar keinen Hunger hatten. Schätzungen gehen davon aus, dass etwa die Hälfte der Menschen bei Stress mehr isst. Nicht von ungefähr sprechen wir von Nervennahrung, wenn wir in Stresssituationen, beispielsweise vor Prüfungen, zu Süßigkeiten greifen.

ABNEHMEN IST STRESS

Kaloriendefizit bedeutet Stress! Die Reaktionen reichen von Heißhunger über Müdigkeit und Antriebslosigkeit bis hin zu Nervosität und depressiven Verstimmungen. Abnehmen erfordert eine Menge Willenskraft. Das merken wir vor allem dann, wenn wir gleichzeitig mit anderen Problemen beschäftigt sind. In solchen Phasen ist es besonders schwer, abzunehmen.

Um erfolgreich abzunehmen, ist es also wichtig, Stress zu vermeiden oder zumindest zu verringern. Legen Sie Ihr Vorhaben in eine Zeit, in der nichts geplant ist, das mit Stress verbunden sein könnte, wie zum Beispiel ein besonders aufwendiges Projekt bei der Arbeit. Änderungen der Lebensgewohnheiten – also auch der Ernährungsweise – müssen eingeübt werden, es kann zwei Monate und länger dauern, bis sie sich manifestieren.

WAS SIE GEGEN STRESS TUN KÖNNEN

Stress ganz zu vermeiden ist oft nicht so einfach. Doch es gibt viele Möglichkeiten, Stress zu verringern und vor allem dafür zu sorgen, dass er nicht chronisch wird. Hier beschränke ich mich auf zwei Faktoren, die für den Abbau von Stress sehr wichtig sind.

Sport

Sport hat fantastische Wirkungen auf unseren Köper. Er sorgt für einen höheren Kalorienverbrauch und für den Erhalt bzw. Aufbau von Muskelmasse, zudem senkt er das Risiko für zahlreiche Erkrankungen, auch psychische. Experten gehen davon aus, dass regelmäßiger Sport mindestens genauso wirksam ist wie ein Antidepressivum. Wenn wir uns bewegen, schüttet der Körper Endorphine aus, die die Konzentration der Stresshormone im Körper senken.
Als Richtlinie empfiehlt die Weltgesundheitsorganisation (WHO), sich pro Woche mindestens 150 bis 300 Minuten moderat (zum Beispiel Treppensteigen) oder 75 bis 150 Minuten intensiv (zum Beispiel Joggen) zu bewegen und dazu zweimal pro Woche ein paar Kraftübungen zu machen. Schon ein Spaziergang, am besten in der Natur, senkt den Stresslevel. Wenn Sie mögen, zählen Sie Ihre Schritte und setzen sich zum Ziel, 10 000 Schritte am Tag zu gehen. Egal, für welche Bewegungsform Sie sich entscheiden: Es sollte Spaß machen. Sobald Sie sich zwingen müssen, wird auch Sport zu Stress.

Schlaf

Die richtige Schlafhygiene kann maßgeblich zum Stressabbau beitragen. Während wir schlafen, regeneriert sich der Körper, es laufen zahlreiche wichtige Prozesse ab, die dafür sorgen, dass wir gesund bleiben und tagsüber körperlich und geistig leistungsfähig sind. Das Schlafbedürfnis ist individuell unterschiedlich, bei den meisten Menschen liegt die optimale Schlafdauer zwischen sechs und acht Stunden pro Nacht. Finden Sie die für Sie optimale Schlafdauer heraus und versuchen Sie diese einzuhalten. Es hat sich erwiesen, dass sowohl zu wenig als auch zu viel Schlaf schädlich sein kann.

Tipps für einen gesunden Schlaf

> Zwischen Ihrer letzten Mahlzeit und dem Schlafengehen sollten mehrere Stunden liegen.

> Trinken Sie abends am besten keinen oder nur wenig Alkohol.

> Schalten Sie sowohl Computer als auch Fernseher spätestens eine Stunde vor dem Schlafengehen aus.

> Das Schlafzimmer sollte gut gelüftet sein, zum Schlafen verdunkelt sein sowie eine angenehme Temperatur haben.

Die Darmflora – »schlechte« Bakterien machen dick

Ein weiterer wichtiger Gegenspieler bei der Regulation unseres Körpergewichtes ist der Darm, genauer gesagt die Darmflora, auch Mikrobiom genannt. Dies meint die Gesamtheit der Milliarden von Kleinstlebewesen in unserem Darm, zu denen Bakterien, Pilze und Viren zählen.

Die Zusammensetzung der Darmflora unterscheidet sich von Mensch zu Mensch. Sie kann sich im Verlauf des Lebens verändern und ist von zahlreichen Faktoren abhängig. Einfluss nehmen Umweltfaktoren, Erkrankungen und Medikamente, aber vor allem unsere Ernährungsgewohnheiten. Eine Nahrungsumstellung bei Erwachsenen kann innerhalb von drei Tagen zu messbaren Veränderungen der Darmflora führen.

Umgekehrt hat die Darmflora aber auch enormen Einfluss auf unsere Gesundheit und unser Essverhalten. Es bestehen enge Zusammenhänge zwischen der Zusammensetzung der Darmflora und dem Auftreten beziehungsweise Verlauf chronischer Erkrankungen wie Diabetes und Adipositas.

ZUSAMMENSETZUNG DER DARMFLORA

Vereinfachend kann man »gute« und »schlechte« Darmbakterien unterscheiden. Bei einer vielfältigen Zusammensetzung der Darmflora überwiegen die guten Bakterien. Nimmt die Vielfalt ab, bekommen die schlechten Bakterienstämme die Oberhand – in der Folge kann sich Hunger verstärken, vor allem auf Lebensmittel mit einem hohen Gehalt an schlechten Fetten und Zucker.

In einer Studie wurde bei zwei Gruppen von Mäusen, die jeweils zur Hälfte schlank und zur anderen adipös waren, die Darmflora entnommen und auf die Mäuse in der jeweils anderen Gruppe übertragen. Das Ergebnis: Die Mäuse, die zuvor schlank waren, aßen anschließend deutlich mehr und nahmen zu, während die ehemals adipösen Mäuse abnahmen.

Darmflora und Stress

Die Zusammensetzung der Darmflora reagiert unter anderem auf Stress. Bei Menschen, die längere Zeit chronischem Stress ausgesetzt waren, konnte ein Absinken der Zahl an gesunden Darmbakterien nachgewiesen werden. In der Folge essen wir mehr und ungesünder.

Gute Darmbakterien

Die wichtigsten Vertreter der guten Darmbakterien sind die Milchsäurebakterien wie Bifidobakterien und Laktobazillen. Bifidobakterien beispielsweise produzieren kurzkettige Fettsäuren sowie Milchsäure, was den pH-Wert im Darm senkt und die Verbreitung schlechter Bakterien hemmt, indem deren Andockstellen blockiert werden.
Bifidobakterien setzen die Aminosäure Tryptophan um, die ein essenzieller Baustein für die Produktion des »Glückshormons« Serotonin ist. Ebenso konnte festgestellt werden, dass Bifidobakterien die Produktion wichtiger Abwehrzellen im Darm anregen. Diese als T-Zellen bekannten Immunzellen senken die Abwehrreaktionen des Immunsystems und können so helfen, die Entstehung von Autoimmunkrankheiten und chronischen Entzündungen zu verhindern.
Werden viele verschiedene Lebensmittelgruppen (insbesondere Vollkornprodukte und Gemüse) gegessen, verbessert das die Vielfalt und Qualität der Darmbakterien. Eine einseitige Ernährung hingegen sorgt für einen Überschuss an schlechten Darmbakterien.

Die guten Darmbakterien vermehren sich durch:

- Prebiotika (Ballaststoffe aus Hafer- und Vollkornprodukten)
- Probiotika (Skyr, Joghurt, Buttermilch, Kefir, Sauerkraut, saure Gurken)
- einen bunten Mix aus verschiedenen Lebensmittelgruppen
- einen hohen Anteil an Gemüse in der Ernährung
- einen niedrigen pH-Wert im Darm
- genetische Veranlagung
- Stillen
- natürliche Entbindung

Die schlechten Darmbakterien vermehren sich durch:

- kurzkettige Kohlenhydrate (z. B. Zucker)
- gesättigte Fettsäuren
- Lebensmittel mit einer hohen Kaloriendichte
- stark verarbeitete Lebensmittel und Fertigprodukte
- Stress
- Medikamente (z. B. Antibiotika)
- mangelnde Bewegung
- Alkohol

Probiotika

Probiotika sind lebende Mikroorganismen, denen eine positive Wirkung auf die Darmflora zugeschrieben wird. Es handelt sich meist um Milchsäurebakterien, die natürlicherweise im Darm bereits vorhanden sind und zusätzlich über Lebensmittel oder spezielle Medikamente aufgenommen werden können. Als besonders einflussreich haben sich fermentierte Milchprodukte (Joghurt, Skyr, Kefir, Buttermilch) und fermentierte Gemüsesorten (Sauerkraut, saure Gurken) erwiesen. Probiotika können außerdem die Funktionen des Immunsystems positiv beeinflussen.

Prebiotika

Prebiotika wirken ebenfalls positiv auf die Darmflora. Diese unverdaulichen Nahrungsbestandteile regen das Wachstum und die

DARMFLORA, ZUCKER UND FETT

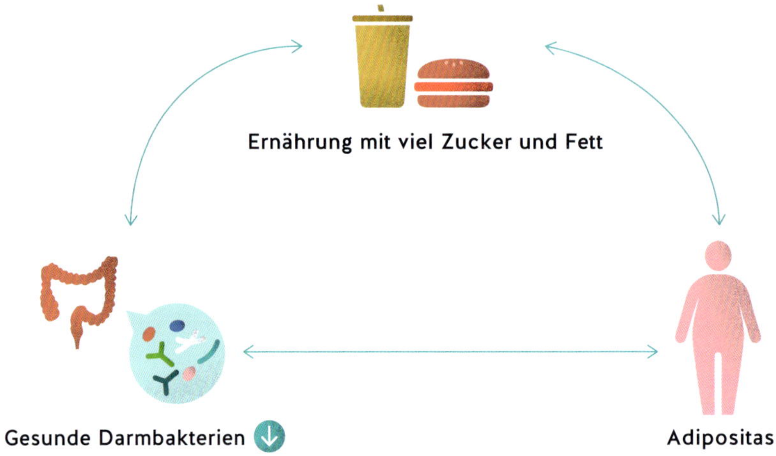

Vermehrung der Bakterien im Dickdarm an. Zu ihnen gehören unlösliche und lösliche Ballaststoffe, welche den Darmbakterien als Energiequelle dienen. Sie regen die Darmtätigkeit an und wirken gegen Verstopfung. Unlösliche Ballaststoffe (Füllstoffe) werden zum überwiegenden Teil über den Darm wieder ausgeschieden, also nicht durch Darmbakterien abgebaut. Sie erhöhen das Stuhlvolumen, aktivieren die Darmbewegung und beschleunigen die Ausscheidung der Nahrung.
Lösliche Ballaststoffe (Quellstoffe) werden im Darm von den Mikroorgansimen fermentiert und bilden unter anderem kurzkettige Fettsäuren, welche den pH-Wert im Darm senken und die Zusammensetzung der Darmbakterien günstig beeinflussen. Sie stärken das Immunsystem und wirken antientzündlich. Das von den löslichen Ballaststoffen gebildete zähflüssige Gel wirkt als Schutzbarriere für die Darmschleimhaut und bindet schädliche Substanzen.
Empfehlenswert ist die Zufuhr von mindestens 30 Gramm Ballaststoffen am Tag. Hierzu ist der reichliche Verzehr von Getreidevollkornprodukten nahezu unerlässlich. Einen wichtigen Beitrag kann Hafer mit seinem haferspezifischen Ballaststoff Beta-Glucan leisten (siehe Kapitel »Hafer und Eiweiß – ein Dream-Team«).

Alkohol – bitte nur maßvoll

Alkohol spricht unsere Gefühle und unser Gehirn unmittelbar an. Beim Alkoholrausch kommt es kurzfristig zur Ausschüttung von Glückshormonen, lässt die Alkoholwirkung nach, fällt der Glückshormonspiegel wieder in den Keller. Denken Sie nur an den typischen Kater am nächsten Morgen. Zum Problem wird Alkohol spätestens dann, wenn er regelmäßig und im Übermaß konsumiert wird. Dies erhöht das Risiko für zahlreiche physische und psychische Erkrankungen.

WARUM ALKOHOL DICK MACHT

Ein Gramm Alkohol liefert sieben Kalorien – fast doppelt so viele wie Kohlenhydrate und Eiweiße. Gleichzeitig trägt Alkohol kaum zur Sättigung bei. Wir nehmen mit ihm also unkontrolliert Kalorien zu uns.
Alkohol greift aber auch unmittelbar in unseren Hormonstoffwechsel ein. Er lässt den Cortisol-, den Blutzucker- und den Insulinspiegel ansteigen, während der Testosteronspiegel sinkt. Das ist für unser Ziel, abzunehmen, nicht gut, denn ein niedriger Testosteronspiegel begünstigt den Muskelabbau mit all seinen unerwünschten Folgen (siehe Kapitel »Muskelabbau – der Verbrennungsmotor im Ruhemodus«).

Ungünstig ist auch, dass Alkohol dem Körper Wasser und Mikronährstoffe entzieht. Besonders fatal ist die Kombination von Alkohol und Zucker. Unser Körper verbrennt Alkohol vor allen anderen Nährstoffen, um Energie zu gewinnen. Die Leber ist also mit dem Alkoholabbau beschäftigt, inzwischen wird Zucker zu Fettsäuren umgebaut und der Fettabbau auf ein Minimum reduziert. Der sprichwörtliche Bierbauch ist die Folge.
Doch damit nicht genug. Alkohol lässt uns schlechter und kürzer schlafen, was sich ebenfalls negativ auf das Abnehmen auswirkt (siehe Seite 31).
Bevor Ihnen jetzt die Lust auf Alkohol vollends vergeht: Sie dürfen durchaus gelegentlich ein Glas Wein oder Bier genießen, solange Sie Maß halten. Zwei kleine Gläser Wein pro Woche schaden nachweislich nicht der Gesundheit.

Tipp Gegen ein gelegentliches Glas Wein oder Bier ist nichts einzuwenden. Vermeiden Sie jedoch, Alkohol vor dem Schlafengehen zu trinken.

Was kann Ihr Arzt tun?

Abnehmen ist schwer. Auch Ärzten fällt der Umgang mit dem Thema oftmals nicht leicht. Manche Ärzte haben nach vielen schlechten Erfahrungen eine fast schon fatalistische Einstellung zum Thema Abnehmen entwickelt – zu Unrecht. Ärzte können Sie auf vielfältige Weise beim Abnehmen unterstützen. Spezialisiert auf die Behandlung von Adipositas haben sich Ernährungsmediziner. Diese bieten oftmals Einzel- und Gruppenschulungen an und einige betreuen auch Patienten vor und nach einer adipositaschirurgischen OP.

Ursachen für Gewichtsprobleme

Ursache für Gewichtsprobleme kann eine Schilddrüsenunterfunktion sein, die in Deutschland weit verbreitet ist, so leiden etwa zehn Prozent aller Frauen darunter. Häufigste Ursache einer Schilddrüsenerkrankung ist die sogenannte Hashimoto-Thyreoiditis, welche Ihr Arzt durch Bestimmung der Schilddrüsenwerte und spezifischer Antikörper feststellen kann.
Eine wichtige Rolle kommt Ihrem Hausarzt auch bei der Abklärung einer Insulinresistenz zu (siehe Kapitel »Insulinresistenz – der Zucker bleibt vor der Tür«). Hierzu ist die Durchführung eines Zuckerbelastungstestes (oGTT) sowie die Messung des Zucker- und Insulinspiegels sinnvoll. In einigen wenigen Fällen kann auch die Bestimmung des Cortisolspiegels empfehlenswert sein.

Bei Männern ist ein Absinken des Testosteronspiegels im Blut im mittleren und hohen Alter zu beobachten. Hier kann in Einzelfällen die Therapie mit Testosteron (z. B. Hautpflaster) sinnvoll sein und so bei der Gewichtsabnahme helfen.

Ernährungsberatung und Medikamente

Hausärzte können Sie beim Abnehmen unterstützen, indem sie eine Verordnung für Rehabilitationssport sowie für eine Ernährungsberatung ausstellen, bei denen die gesetzlichen Krankenkassen einen Teil der Kosten übernehmen.
Neuerdings gibt es auch wirksame und sichere Medikamente, die eine Gewichtsabnahme unterstützen, die sogenannten GLP-1-Analoga. Diese wirken ähnlich wie das körpereigene Darmhormon Glucagon-like-Peptide-1 (GLP-1), führen zu einer verzögerten Magenentleerung und zu einem deutlich verbesserten Sättigungsgefühl.

Abnehmen mithilfe der Adipositaschirurgie

Trotz aller Anstrengungen erreichen leider nicht alle Menschen ein Körpergewicht, welches für ihre Gesundheit wünschenswert ist. Ab einem Übergewicht von etwa 30 Kilogramm sollte gemeinsam mit einem Arzt geprüft werden, ob eine operative Magenverkleinerung sinnvoll ist. Die beiden populärsten Verfahren sind der Schlauchmagen und der Magenbypass. Beiden gemeinsam ist die Verkleinerung des Magens, sodass bereits sehr geringe Nahrungsmengen satt machen. In einer monatelangen Vorbereitungsphase wird auch hier auf eine langfristige Ernährungsumstellung sowie regelmäßige Bewegung hingearbeitet. Eine intensive Vor- und Nachsorge ist essenziell für den nachhaltigen Erfolg eines solchen Eingriffs.

Nach einer Magenverkleinerung nehmen die Patienten in der Regel zwischen 20 und 40 Prozent ihres Ausgangsgewichtes ab, und das neue Gewicht hat meist Jahre und Jahrzehnte Bestand.

Weitere alternative Methoden zur Gewichtsreduktion sind das Magenband und der Magenballon, diese können aber nicht empfohlen werden. Das Magenband wird operativ am Mageneingang platziert und führt dazu, dass der verkleinerte obere Magenanteil schnell gefüllt ist. In der Mehrzahl der Fälle muss es aufgrund von Komplikationen nach einigen Jahren wieder entfernt werden. Der Magenballon wird per Magenspiegelung eingelegt und verbleibt für wenige Monate im Magen, bis er wieder entfernt werden muss. Beide Verfahren bewirken eine rasche und starke Gewichtsabnahme, allerdings nur bis zur Entfernung der Hilfsmittel.

Mehr Infos über die Adipositaschirurgie finden Sie hier: www.myadicare.de

REINER, 43 Jahre, Ingenieur

Adipositas-Grad 3, Typ-2-Diabetes

Trotz der Therapie mit drei Diabetesmedikamenten sowie Insulin waren Reiners Zuckerwerte stetig ansteigend und das Übergewicht erhöhte sich auf zuletzt 120 Kilo zu viel. Nach intensiver Aufklärung und Vorbereitung entschied er sich für einen Magenbypass, in dessen Folge er innerhalb von einem Jahr 100 Kilo verliert. Seine Zuckerwerte sind im Zielbereich, obwohl er nur noch ein Diabetesmedikament und kein Insulin mehr braucht. Er macht regelmäßig Krafttraining und kommt mithilfe der HAWEI-Rezepte auf mehr als 100 Gramm Eiweiß am Tag. Laut BIA-Messung konnte er infolge der Operation seine Fettmasse halbieren, ohne viel Muskelmasse zu verlieren.

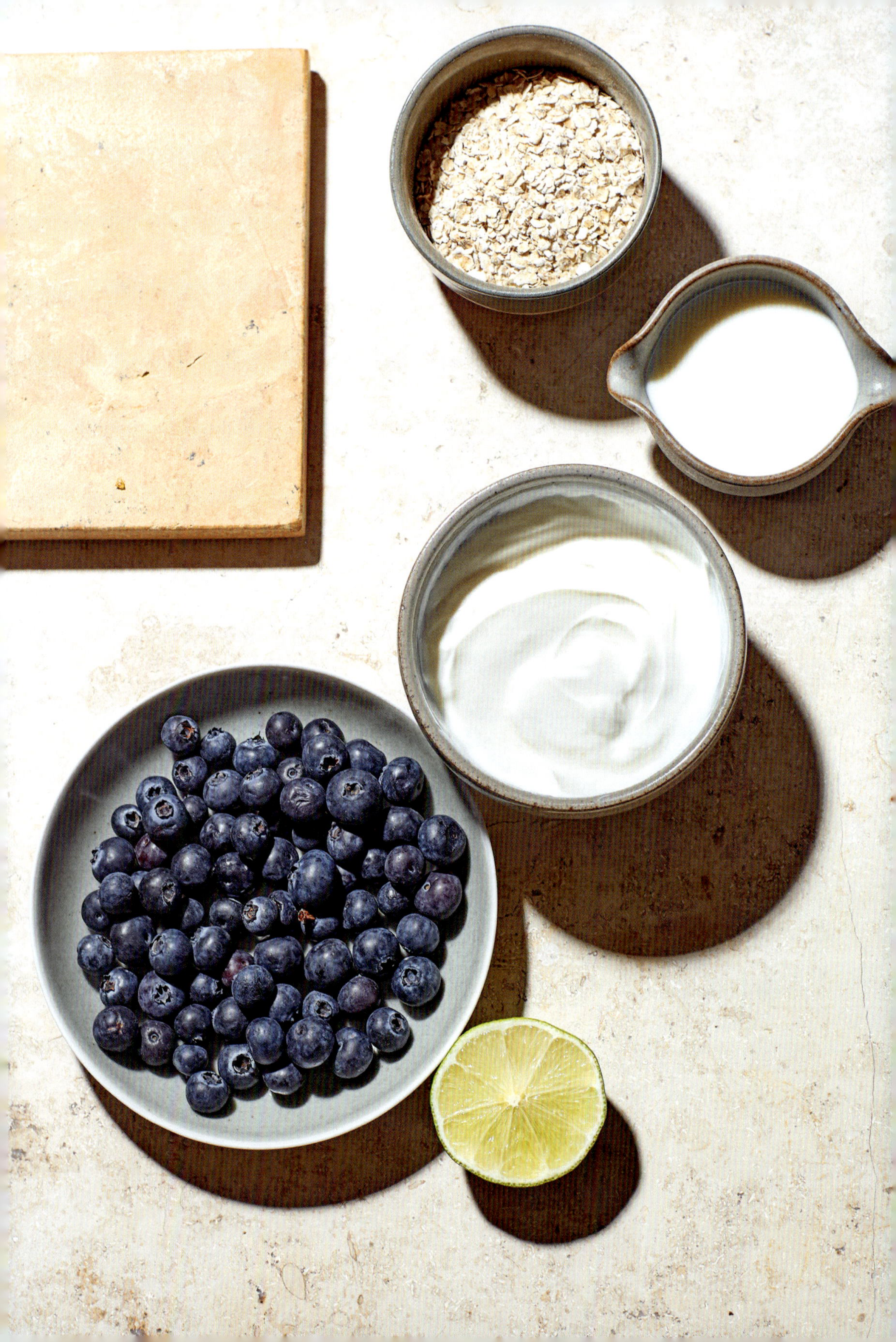

Nachhaltig abnehmen

DIE HAWEI-METHODE

Die HAWEI-Methode bietet ein Ernährungskonzept mit einer gesunden Kombination aus Hafer und Eiweiß sowie viel frischem Gemüse. Sie senkt den Blutzucker, macht satt und lässt in Verbindung mit körperlicher Bewegung die Pfunde schmelzen.

Hafer und Eiweiß – ein Dream-Team

Hafer und Eiweiß sind die beiden Nahrungsmittel, welche Ihnen beim Abnehmen helfen werden. Aus diesem Grund haben sie meiner Methode den Namen gegeben: HAWEI.

WAS DIE HAWEI-METHODE SO BESONDERS MACHT

Warum ist es mit der HAWEI-Methode einfacher, abzunehmen, als mit anderen Konzepten? Dafür gibt es mehrere Gründe:

> Die HAWEI-Rezepte haben einen hohen Eiweißgehalt, durch Hafer sowie andere pflanzliche und tierische Eiweißquellen.

> Die hafer- und eiweißreichen Rezepte machen satt. Starke Schwankungen des Blutzucker- und des Insulinspiegels und Heißhungerattacken werden vermieden.

> Der hohe Eiweißgehalt der HAWEI-Rezepte in Kombination mit Muskeltraining ist entscheidend für den Erhalt der Muskulatur. So wird Fettgewebe und nicht Muskelgewebe abgebaut. Der Grundumsatz fährt nicht herunter, damit schlagen Sie dem Jo-Jo-Effekt ein Schnippchen.

> Ihre Darmflora wird durch die zahlreichen Ballaststoffe im Hafer, in Obst und Gemüse sowie dank der probiotisch wirkenden Milchprodukte gestärkt.

> Die HAWEI-Methode ermöglicht eine dauerhaft gesunde und schmackhafte Ernährung. Es gibt viel Gemüse, frisches Obst und Hülsenfrüchte sowie Raps- und Olivenöl, Fisch, Nüsse, Samen und Saaten. Viele der Rezepte sind Variationen von Klassikern der deutschen und internationalen Küche – ergänzt mit Hafer sowie eiweißreichen Lebensmitteln. Die große Bandbreite macht es leicht, Hafermahlzeiten in Ihre tägliche Ernährung zu integrieren.

> Mit der HAWEI-Methode können Sie sich vegetarisch ernähren, aber ebenso sind Fleisch und Fisch als Zutaten geeignet.

> Ein fester Bestandteil der HAWEI-Methode sind die zwei Hafertage (siehe Seiten 54–57), welche initial die Gewichtsabnahme einleiten und später regelmäßig wiederholt werden sollten. Dadurch wird eine vorhandene Insulinresistenz verbessert, was das Abnehmen erleichtert.

> Nicht zuletzt ist körperliche Aktivität sehr wichtig, die daher ein weiterer Bestandteil der HAWEI-Methode ist. Nur die Ernährung umzustellen, ohne sich mehr zu bewegen, hat eine begrenzte Wirkung auf das Körpergewicht. Entscheidend für den Abnehmerfolg sind körperliche Aktivität und Muskelaufbau. Am besten eignet sich eine Kombination aus Ausdauer- und Kraftsport.

Im Hafer stecken zahlreiche gesunde Inhaltsstoffe

Die eine Hälfte des Dream-Teams ist der Hafer. Er besitzt einen sehr hohen Anteil an Eiweiß, Ballaststoffen und komplexen Kohlenhydraten und in ihm stecken viele wertvolle Nährstoffe und Vitamine. Jeden Tag eine zusätzliche Portion Haferflocken zu essen, hilft nicht nur beim Abnehmen, sondern ist auch ausgesprochen gesund.

KOMPLEXE KOHLENHYDRATE

Haferflocken bestehen überwiegend aus komplexen Kohlenhydraten: 59 Gramm auf 100 Gramm, davon nur 0,7 Gramm Zucker. Diese Kohlenhydrate setzen sich zu einem großen Teil aus Amylose und Amylopektin zusammen, wodurch sie besondere Klebereigenschaften besitzen. Beim Erwärmen von Haferflocken werden sie aufgeschlossen und teilweise freigesetzt, was dem Haferbrei seinen typischen cremigen Charakter verleiht. Dies bewirkt, dass sich die Verweildauer des Haferbreis im Magen-Darm-Trakt verlängert, was wiederum die Darmschleimhaut schützt und einen langsameren Nährstoffabbau im Dünndarm zur Folge hat. Aus diesem Grund ist Haferbrei so gut verträglich und sättigt hervorragend.

Dank der komplexen Kohlenhydrate haben Haferflocken mit lediglich 55 einen niedrigen glykämischen Index, was dazu beiträgt, dass nach ihrem Verzehr der Blutzucker- und der Insulinspiegel nur langsam ansteigen. Zum Vergleich: Weißbrot hat einen glykämische Index von 73.

BALLASTSTOFFE

Haferflocken werden grundsätzlich aus dem vollen Korn gewonnen, sie sind also zu 100 Prozent ein Vollkornprodukt. Entsprechend hoch ist ihr Ballaststoffgehalt: 100 Gramm Haferflocken enthalten 10 Gramm Ballaststoffe. Wie gut Ballaststoffe für die Darmgesundheit sind, wurde auf den Seiten 37–38 beschrieben.

HAFER-BETA-GLUCAN

Besonders hervorzuheben ist der lösliche Ballaststoff Beta-Glucan, der den Hafer so besonders macht.

Werden bei einem Lebensmittel gesundheitsfördernde Eigenschaften nachgewiesen, vergibt die EU auf Empfehlung der European Food Safety Authority (EFSA) sogenannte Health Claims (gesundheitsbezogene Aussagen). Beim Hafer-Beta-Glucan ist dies für die

Senkung des Blutzuckeranstiegs sowie des Cholesterinspiegels der Fall. Die EFSA diskutiert ebenfalls den Effekt von Hafer-Beta-Glucan auf das Sättigungsgefühl.

In der getreidetypischen spezifischen Form kommt Beta-Glucan nur in Hafer und Gerste vor und speziell Hafer-Beta-Glucan zeigt vielfältige positive Wirkungen auf den Stoffwechsel des Menschen:

> Beta-Glucan wird von einigen Darmbakterien als Energiequelle genutzt.

> Gleichzeitig senkt Beta-Glucan den pH-Wert im Dickdarm, was das Wachstum schlechter Bakterienstämme behindert und die Vermehrung guter Bakterienstämme anregt.

> Es gibt Hinweise darauf, dass Beta-Glucan das Darmimmunsystem aktiviert, die Darmbarriere stärkt sowie entzündliche Prozesse reduziert (siehe Kapitel »Die Darmflora – ›schlechte‹ Bakterien machen dick«).

> Zusätzlich ist Hafer-Beta-Glucan mitverantwortlich für die cremige Konsistenz des Haferbreis. Der Ballaststoff bindet im Körper Flüssigkeit und trägt auf diese Weise dazu bei, dass im Magen-Darm-Trakt eine zähflüssige Masse entsteht, welche die Darmschleimhaut schützt.

> All dies zusammen wirkt sich positiv auf den Blutzuckerspiegel, auf den Cholesterinspiegel sowie auf das Sättigungsgefühl aus.

BETA-GLUCAN-GEHALT VON HAFERPRODUKTEN

Haferflocken: 4,5 Gramm pro 100 Gramm
Haferkleieflocken: 7,5 Gramm pro 100 Gramm
Hafercerealien (Pops, Flakes etc.): 3,2 bis 6 Gramm pro 100 Gramm
Haferdrink: 1 Gramm pro 250 Milliliter

Um diese Effekte zu erreichen, wird empfohlen, pro Tag insgesamt 3 Gramm Beta-Glucan zu verzehren, dabei sollte in einer Mahlzeit mindestens 1 Gramm Beta-Glucan enthalten sein. Die positive Wirkung der Hafertage auf die Stoffwechsellage bei Menschen mit Typ-2-Diabetes ist vermutlich im Wesentlichen auf das Hafer-Beta-Glucan zurückzuführen, da Beta-Glucan die Blutzuckerwerte und damit die Insulinresistenz verbessert (siehe Kapitel »Hafertage zum Abnehmen«).

EIWEISS

Hafer hat einen höheren Eiweißgehalt als andere Getreidesorten, und insbesondere in Kombination mit anderen Eiweißquellen, wie Quark, wird eine hohe biologische Wertigkeit erreicht. Mehr dazu lesen Sie im Kapitel »Eiweiß macht lange satt«.

FETTSÄUREN

Hafer ist eine der fettreichsten Getreidearten, wodurch sein Kaloriengehalt geringfügig höher ist als der von anderem Getreide. Allerdings enthält Hafer vor allem wertvolle ungesättigte Fettsäuren, und zwar 5,3 Gramm pro 100 Gramm, das entspricht 76 Prozent

Inhaltswunder Hafer

Komplexe Kohlenhydrate **sorgen dafür, dass der Blutzucker nur langsam ansteigt, und sie machen lange satt.**
Ballaststoffe **fördern die Darmgesundheit. Sie haben positive Effekte auf den Cholesterinspiegel und senken das Risiko für Typ-2-Diabetes und koronare Herzerkrankung.**
Beta-Glucan **wirkt sich positiv auf Blutzucker- und Cholesterinspiegel aus.**
Eiweiß **wird für den Gewebe- und Muskelaufbau benötigt.**
Ungesättigte Fettsäuren **regulieren den Fettstoffwechsel.**
Vitamine, Mineralstoffe und Spurenelemente **haben vielfältige positive Wirkungen auf den Organismus.**
Antioxidantien **schützen vor Herz-Kreislauf- und Krebserkrankungen.**

der Gesamt-Fettsäuren. Der Anteil an ungünstigen gesättigten Fettsäuren ist mit 1,2 Gramm pro 100 Gramm vergleichsweise niedrig.

VITAMINE, MINERALSTOFFE UND SPURENELEMENTE

Hafer und Haferprodukte enthalten große Mengen an Mineralstoffen (Magnesium, Phosphor), Spurenelementen (Eisen, Zink, Kupfer, Mangan) und Vitaminen (Thiamin/Vitamin B1, Biotin/Vitamin H, Vitamin K, Folsäure/Vitamin B9).

SEKUNDÄRE PFLANZENSTOFFE UND ANTIOXIDANTIEN

Die vollständige Wirkungsweise von sekundären Pflanzenstoffen und Antioxidantien auf verschiedene Erkrankungen oder deren Vorbeugung ist noch nicht abschließend geklärt, dennoch ist die positive Wirkung dieser für den Körper wichtigen Substanzen längst bewiesen. Im Vergleich zu anderen Getreidesorten besitzt Hafer einen hohen Anteil an sekundären Pflanzenstoffen.
Nicht alle sekundären Pflanzenstoffe besitzen antioxidativ wirkende Inhaltstoffe, ist dies jedoch der Fall, spricht man oft einfach von »Antioxidantien«. Die Antioxidantien bieten Schutz vor den sogenannten freien Radikalen. Diese wiederum werden für die Entstehung unter anderem von Herz-Kreislauf- und Krebserkrankungen mitverantwortlich gemacht. Sekundäre Pflanzenstoffe können neben der antioxidativen unter anderem auch antientzündliche oder antikanzerogene Wirkungen aufweisen.
Zu den im Hafer reichlich vorkommenden Antioxidantien zählen Vitamin E sowie phenolische Verbindungen, wie Phytinsäure, Phytoöstrogene, Saponine und Flavonoide sowie das haferspezifische Avenanthramid. Letzteres wirkt zusätzlich entzündungshemmend. Das Gute ist: Auch wenn Sie Ihre Hafermahlzeit heiß zubereiten, bleiben die Antioxidantien im Hafer erhalten und kommen Ihrer Gesundheit zugute.

Eiweiß macht lange satt

Kommen wir zur zweiten Hälfte unseres Dream-Teams, dem Eiweiß. Bei unseren HAWEI-Rezepten achten wir auf einen guten Mix von Eiweiß aus tierischer und pflanzlicher Herkunft und auf eine hohe biologische Wertigkeit der Eiweißquelle. Was es damit auf sich hat, lesen Sie auf den folgenden Seiten.

FISCH UND FLEISCH

Laut Empfehlung der Deutschen Gesellschaft für Ernährung (DGE) sollten Erwachsene pro Woche nicht mehr als 300 bis 600 Gramm Fleisch essen. Aktuell ist der Fleischkonsum in Deutschland jedoch mehr als doppelt so hoch. Eine fleischbetonte Ernährung steht im Zusammenhang mit einem erhöhten Risiko für das Auftreten von Herz-Kreislauf- sowie Krebserkrankungen, insbesondere, wenn rotes Fleisch (z. B. Schweine- und Rindfleisch) und verarbeitetes Fleisch (z. B. Wurstwaren) konsumiert werden. Daher gilt es, den durchschnittlichen Fleischkonsum deutlich zu reduzieren.

Zwar ist Fleisch ein guter Eiweißlieferant, jedoch nicht der einzige. In fettreichem Fisch und in Meeresfrüchten ist ebenfalls viel Eiweiß enthalten. Studien haben ergeben, dass ein vermehrter Fischverzehr mit einem geringeren Risiko für die Entstehung von bauchbetonter Adipositas sowie Herz-Kreislauf-Erkrankungen verknüpft ist. Insbesondere fettreicher Fisch (z. B. Lachs, Thunfisch) scheint dies durch Senkung der Blutfettwerte und von Entzündungen im Körper zu leisten.

EIER UND MILCHPRODUKTE

Aufgrund ihrer einzigartigen Koch- und Backeigenschaften sind Hühnereier als Zutaten in vielen unserer Rezepte enthalten. Der jahrzehntelang herrschende Irrtum, Eier würde den Cholesterinspiegel erhöhen und damit den Blutgefäßen schaden, ist mittlerweile widerlegt. Eier enthalten viel gesundes Eiweiß.

Auch Milchprodukte sind ein wichtiger Bestandteil der HAWEI-Rezepte. Für eine eiweißreiche und zugleich gesunde Ernährung empfehlen wir, eiweißhaltige Lebensmittel sowohl tierischer (Magerquark, Skyr oder Eiweißpulver: Whey) als auch pflanzlicher Herkunft (z. B. Hafer, Soja, Erbsen) zu mixen.

EIWEISS AUS PFLANZLICHEN ODER TIERISCHEN QUELLEN?

Eiweiße bestehen aus vielen kleinen Bausteinen, den sogenannten Aminosäuren. Diese werden überall im Körper benötigt, unter anderem für die Herstellung und den Erhalt der

Zellen von Muskulatur und Organen sowie für die Hormonproduktion. Die Eiweiße in unserem Körper sind aus 20 Aminosäuren aufgebaut, von denen acht sogenannte essenzielle Aminosäuren sind, das heißt, unser Körper muss diese über die Nahrung aufnehmen. Die übrigen zwölf kann er selbst herstellen.
Tierisches und pflanzliches Eiweiß unterscheiden sich in der Zusammensetzung der Aminosäuren. So besitzt Eiweiß tierischen Ursprungs in der Regel alle essenziellen Aminosäuren, während pflanzliches Eiweiß meist nicht das komplette Spektrum aufweist. Tierisches Eiweiß ist dem Menschen also ähnlicher und kann daher vom Körper besser aufgenommen werden. Doch in der Praxis macht das kaum einen Unterschied, so ist es beispielsweise nicht bewiesen, dass tierisches Eiweiß für den Muskelaufbau besser sein soll als pflanzliches.
Die Rolle von Lebensmitteln pflanzlicher Herkunft als Eiweißlieferanten wird oft unterschätzt. Die richtige Auswahl und Kombination ist wichtig, um den Eiweißbedarf des Körpers zu decken.

Für eine eiweißreiche und zugleich gesunde Ernährung empfehlen wir, tierisches und pflanzliches Eiweiß zu kombinieren: So gehören in einen gesunden Wochenplan neben hellem Fleisch (also Geflügel), Fisch, Magerquark und Eiern auch Haferprodukte, Hülsenfrüchte, Samen und Saaten.

DIE BIOLOGISCHE WERTIGKEIT

Das Nahrungseiweiß sollte eine möglichst hohe Qualität haben. Als Maß dafür gilt die biologische Wertigkeit (BW) der Eiweißquelle. Dieser Wert besagt, wie effizient der Körper das Nahrungseiweiß in körpereigenes Eiweiß umwandeln kann.
Der Wert für die biologische Wertigkeit korreliert mit der Menge an essenziellen Aminosäuren in einem Lebensmittel. Als Referenz dient das Hühnerei mit einer biologischen Wertigkeit von 100. Tierische Produkte haben eine hohe biologische Wertigkeit, da sie, wie oben beschrieben, den Körpereiweißen in ihrer Aminosäuren-Zusammensetzung ähnlich sind. Allerdings kann durch ge-

ANNA, 7 JAHRE, Schülerin

Vegetarierin

Meine Tochter Anna liebt Tiere und ist überzeugte Vegetarierin. Sie macht viel Sport und isst am liebsten Nudeln. Zum Glück isst sie auch gerne Haferflocken, sodass sie damit Eiweiß aus einer pflanzlichen Quelle zu sich nimmt. Aktuell trinkt sie zum Frühstück am liebsten Milch. Ich hoffe, sie steigt bald auf Joghurt oder Quark um. Ihre Frühstückskreation hat sie zu diesem Buch beigesteuert.

schicktes Kombinieren von Lebensmitteln die biologische Wertigkeit deutlich erhöht werden, da sich ihre Aminosäuren gegenseitig ergänzen können.

HAFERFLOCKEN UND EIWEISS

Haferflocken haben im Vergleich zu anderen Getreidesorten einen sehr hohen Eiweißgehalt: 13,5 Gramm Eiweiß pro 100 Gramm Haferflocken. Das ist deutlich mehr als Weizen mit 10 Gramm oder Roggen mit 9 Gramm Eiweiß pro 100 Gramm Getreide.
Hafer-Eiweiß enthält außerdem – anders als andere Getreidesorten – nur geringe Spuren von Gluten, einem Klebereiweiß, das Menschen mit Zöliakie (Glutenunverträglichkeit) meiden müssen. Speziell gekennzeichnete Haferprodukte eignen sich daher für eine glutenfreie Ernährung.
Der größte Teil des Hafer-Eiweißes – 6,9 Gramm – besteht aus essenziellen Aminosäuren. Mit diesem ausgeglichenen Aminosäureprofil decken bereits 100 Gramm Haferflocken einen erheblichen Teil des Tagesbedarfs an essenziellen Aminosäuren und schneiden damit deutlich besser ab als andere Getreidesorten (siehe Tabelle unten auf der Seite).
All dies zusammen macht Hafer zu einem hochwertigen Eiweißlieferanten.

ESSENZIELLE AMINOSÄUREN IN DIVERSEN GETREIDESORTEN

		GEHALT IN GRAMM PRO 100 GRAMM GETREIDE			
AMINOSÄURE	EMPFOHLENER TAGESBEDARF IN GRAMM*	HAFERMEHL / HAFERFLOCKEN	WEIZENMEHL (TYPE 405)	ROGGENMEHL (TYPE 1150)	DINKELMEHL
Isoleucin	1,4	0,6	0,5	0,4	0,6
Leucin	2,7	1,1	0,8	0,6	1,0
Lysin	2,1	0,5	0,2	0,4	0,4
Methionin	1,1	0,2	0,2	0,1	0,2
Phenylalanin	1,8	0,8	0,6	0,4	0,8
Threonin	1,1	0,5	0,3	0,4	0,5
Tryptophan	0,3	0,2	0,1	0,1	0,2
Valin	1,8	0,8	0,5	0,5	0,7

Quelle: Souci, Fachmann, Kraut: »Die Zusammensetzung der Lebensmittel. Nährwert-Tabellen«
*laut WHO; bezogen auf 1,70 Meter Körpergröße bei 70 Kilogramm Normalgewicht

ESSENZIELLE AMINOSÄUREN IN MAGERQUARK UND HAFER

		GEHALT IN GRAMM		
AMINOSÄURE	EMPFOHLENER TAGESBEDARF IN GRAMM*	MAGERQUARK, 100 GRAMM	HAFER, 100 GRAMM	MAGERQUARK PLUS HAFER, JE 100 GRAMM
Isoleucin	1,4	0,9	0,6	1,5
Leucin	2,7	1,4	1,1	2,5
Lysin	2,1	1,1	0,5	1,6
Methionin	1,1	0,4	0,2	0,7
Phenylalanin	1,8	0,7	0,8	1,5
Threonin	1,1	0,6	0,5	1,2
Tryptophan	0,3	0,2	0,2	0,4
Valin	1,8	0,9	0,8	1,7

Quelle: Souci, Fachmann, Kraut: »Die Zusammensetzung der Lebensmittel. Nährwert-Tabellen«
*laut WHO; bezogen auf 1,70 Meter Körpergröße bei 70 Kilogramm Normalgewicht

DIE PERFEKTE KOMBINATION: HAFER UND MAGERQUARK

Wie bereits erwähnt, kann durch die Kombination unterschiedlicher Eiweißquellen die Versorgung mit lebensnotwendigen Aminosäuren verbessert und so eine deutlich höhere biologische Wertigkeit von weit über 100 erreicht werden. Dafür kombinieren wir zum Beispiel Milchprodukte und Hafer. Eine Mahlzeit mit 100 Gramm Haferflocken und 100 Gramm Magerquark deckt den Tagesbedarf von sechs essenziellen Aminosäuren zu mehr als 80 Prozent, ohne dass noch etwas anderes gegessen wird (siehe Tabelle oben auf der Seite).

Es gibt noch weitere Kombinationsmöglichkeiten, um eine biologische Wertigkeit von über 100 zu erreichen. Als Kombinationspartner eignet sich insbesondere Ei, weswegen wir in vielen unserer Rezepte Eier verwenden. Wenn Sie sich vegan ernähren möchten, sind Kartoffeln, Sojaprodukte und Reis hervorragende Kombinationspartner.

Hafertage zum Abnehmen

Die Hafertage sind ein wichtiger Bestandteil meiner HAWEI-Methode. Sie senken den Blutzucker- und den Insulinspiegel und verbessern eine Insulinresistenz. Damit helfen sie, die körpereigenen Fettspeicher abzubauen und die Aufnahme und Verwertung von Zucker in den Muskel- und Leberzellen zu verbessern (siehe Kapitel »Insulinresistenz – der Zucker bleibt vor der Tür«). Das Prinzip ist ganz einfach: Sie essen am Tag drei Hafermahlzeiten, die mit Gemüse, zuckerarmem Obst, Nüssen und Kräutern angereichert werden.

ZUM START ZWEI HAFERTAGE

Starten Sie Ihre Gewichtsabnahme mit zwei Hafertagen und wiederholen Sie diese alle zwei Wochen, besser noch jede Woche. Nachdem sich Ihr Gewicht stabilisiert hat, können Sie die Abstände zwischen den Hafertagen nach Belieben vergrößern oder verkürzen. Sie halten keine zwei Hafertage hintereinander durch? Dann legen Sie etwas häufiger einen einzelnen Hafertag ein.

EIN KLASSIKER

Die Hafertage wurden erstmals im Jahr 1902 von dem deutschen Diabetologen Carl von Noorden beschrieben. Bei zwei seiner Patienten mit Diabetes mellitus machte er die zufällige Beobachtung, dass sie weniger Zucker mit dem Urin ausschieden, nachdem sie Hafersuppen gegessen hatten. Von Noorden entwickelte die Hafertage, die zu einem festen Bestandteil der Diabetestherapie seiner Zeit wurden. Bis zum Jahr 1923 modifizierte er sie mehrfach.
Nachdem 1921 Insulin als Medikament entdeckt und in die Therapie des Diabetes eingeführt worden war, verloren die Hafertage an Bedeutung. Doch die Forschung beschäftigte sich weiter mit dem Hafer und seiner Wirkung auf den Zuckerstoffwechsel, und seit rund 20 Jahren erleben Hafertage zur Behandlung bei Diabetes eine Renaissance. Die Zahl der Studien, die sich mit Hafer und seinen gesundheitlichen Auswirkungen beschäftigen, ist in der letzten Zeit sprunghaft angestiegen.

STRENGE, GEMÄSSIGTE UND INDIVIDUELLE HAFERTAGE

Bei den ursprünglichen strengen Hafertagen sind nur Hafer, Gemüsebrühe und Kräuter erlaubt. Das bietet wenig Abwechslung und schmeckt ziemlich fad, daher sind sie schwer durchzuhalten. Im Laufe der Zeit wurden die Hafertage modifiziert, und es sind weitere Zutaten möglich.

Auf den folgenden Seiten werden die gemäßigten und individuellen Hafertage beschrieben. Sie erlauben deutlich mehr Variationsmöglichkeiten, bieten dadurch mehr Abwechslung und sind genauso effektiv.
An einem typischen Hafertag liegt die Gesamtkalorienmenge bei etwa 1000 Kalorien. Bemerkenswerterweise reicht das meist zum Sattwerden. Sie können die Haferflockenmenge jedoch individuell variieren.

HAFERTAGE BEI DIABETES

In meiner Schwerpunktpraxis für Diabetes und Ernährungsmedizin in Münster habe ich viele Patienten mit Typ-2-Diabetes, die durch Hafertage ihre Insulinmengen verringern konnten beziehungsweise deren Zuckerwerte deutlich sanken. Auffällig ist zudem, wie nach den Hafertagen auch das Körpergewicht runtergeht. Die positive Wirkung auf die Zuckerwerte sowie auf das Körpergewicht hält über Wochen an. Mittlerweile empfehle ich meinen übergewichtigen Patienten, zu Beginn einer Ernährungsumstellung mit ein oder zwei Hafertagen zu starten, unabhängig davon, ob sie einen Diabetes haben oder nicht.
Wie sind diese erstaunlichen Effekte zu erklären? Eine wesentliche Rolle spielt zweifellos der einzig im Hafer vorkommende Ballaststoff Beta-Glucan. Dieser vermindert nachweislich eine Insulinresistenz und trägt damit zur Senkung von Blutzucker und Körpergewicht bei.

Was Sie bei Hafertagen und Insulintherapie beachten müssen

Wenn Sie Insulin spritzen, machen Sie Ihre ersten Hafertage immer unter ärztlicher Begleitung. Beachten Sie auch die Gefahr von Unterzuckerungen. An den Hafertagen sollten Sie nicht akut erkrankt sein und sich gesundheitlich fit fühlen. Die Senkung der Blutzuckerwerte beziehungsweise der benötigten Insulinmengen hält bis zu vier Wochen an.

KARL-HEINZ, 68 JAHRE, Rentner

Typ-2-Diabetes, Adipositas

Karl-Heinz kam vor mehreren Monaten erstmals in meine Praxis mit dem Wunsch, seine Blutzuckerwerte zu verbessern. Ich empfahl ihm, regelmäßig zwei Hafertage einzulegen und sich hafer- und eiweißreich zu ernähren.
Sein stark erhöhter HbA1c-Wert von 9,6 Prozent sank innerhalb von sechs Monaten auf 7,1 Prozent, ohne dass die medikamentöse Therapie angepasst werden musste. Zudem ist in dieser Zeit sein Gewicht von 130 auf 115 Kilo gesunken.
Karl-Heinz legt inzwischen jede Woche einen Hafertag ein.

Der gemäßigte Hafertag

Um die Hafertage abwechslungsreicher und geschmacklich attraktiver zu gestalten, wurden sie im Laufe der Zeit modifiziert. Die oft als »gemäßigte Hafertage« bezeichnete Variante wird Menschen mit Typ-2-Diabetes von vielen Diabetologen und Diabetesberatern empfohlen.
Bei dem gemäßigten Hafertag darf die Haferspeise mit Gemüse und Obst, insbesondere mit Beeren, ergänzt und aufgewertet werden. Ebenfalls möglich ist die Zugabe von ein paar Nüssen. Auf Seite 70 finden Sie einen Rezeptvorschlag für einen gemäßigten Hafertag.

Durchführung

> Sie nehmen über den Tag verteilt drei Mahlzeiten mit jeweils 60–80 Gramm Haferflocken zu sich.

> Jede Mahlzeit wird mit 300–500 Milliliter heißem beziehungsweise kaltem Wasser oder heißer Brühe zubereitet.

> Die Zugabe von wenig Süßstoff, Zitronensaft und/oder Kräutern ist gestattet.

> Die Hafermahlzeiten werden entweder mit Gemüse (max. 50 g), Beeren (max. 50 g) oder Nüssen (max. 20 g) abgerundet.

> Die Mahlzeiten können nach Belieben warm oder kalt genossen werden.

An den Hafertagen nehmen Sie keine anderen Kohlenhydrate, Fette und Eiweiße zu sich. Auch Alkohol ist tabu.

Instantbrühe

Bei der Brühe können Sie variieren: Verwenden Sie Gemüsebrühe und experimentieren Sie ruhig mit ein paar verschiedenen Sorten. Die Instantbrühen schmecken sehr unterschiedlich.
Als Alternative kochen Sie gehacktes Suppengemüse in etwas Wasser kurz auf, geben etwas Salz dazu und fertig ist die Brühe.

Das ist zu beachten

Zwischen den Mahlzeiten sollten mindestens vier Stunden liegen, in denen Sie nichts anderes essen.
Achten Sie darauf, genügend zu trinken, am besten Wasser oder ungesüßten Kräutertee. Auch schwarzer Kaffee ist erlaubt.

Gut zu wissen

An einem einzigen gemäßigten Hafertag werden 10 Gramm Beta-Glucan und mehr als 20 Gramm Ballaststoffe aufgenommen.
Körperliche Aktivität während der Hafertage kann die positive Wirkung verstärken. Achten Sie dabei auf Ihr Befinden und übertreiben Sie es nicht!

DER GEMÄSSIGTE HAFERTAG

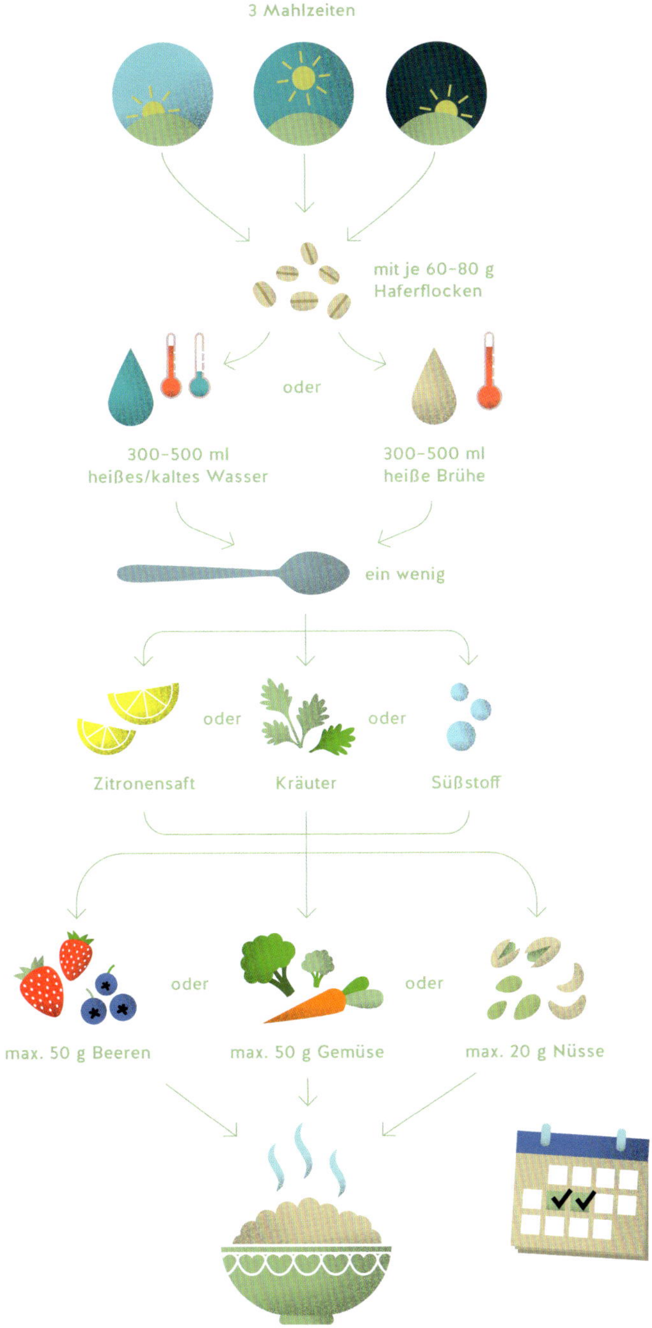
3 Mahlzeiten
mit je 60–80 g
Haferflocken
oder
300–500 ml
heißes/kaltes Wasser
300–500 ml
heiße Brühe
ein wenig
Zitronensaft
oder
Kräuter
oder
Süßstoff
max. 50 g Beeren
oder
max. 50 g Gemüse
oder
max. 20 g Nüsse

Der individuelle Hafertag

Hafertage sind geschmacklich gewöhnungsbedürftig und wir wissen alle: Wenn wir uns zu etwas zwingen müssen, halten wir es nicht lange durch. Daher schlage ich meinen Patienten vor, die Hafertage an ihre eigenen Vorlieben anzupassen und ihre individuellen Hafertage zu entwickeln. Zum Beispiel mit der Zugabe von ein wenig Haferdrink und etwas Zartbitterschokolade. Probieren Sie verschiedene Kombinationen aus, finden Sie heraus, was Ihnen schmeckt. Auf Seite 72 finden Sie einen Rezeptvorschlag für einen individuellen Hafertag.

Durchführung

- Sie nehmen über den Tag verteilt drei Mahlzeiten mit jeweils 50–100 Gramm Haferflocken zu sich.
- Jede Mahlzeit wird mit 300–500 Milliliter heißer Brühe oder mit kaltem/heißem Wasser zubereitet.
- Die Zugabe von wenig Erythrit (max. 1 EL), Zitronensaft und/oder Kräutern ist gestattet.
- Die Hafermahlzeiten können mit verschiedenen Zutaten ergänzt werden: Gemüse (max. 100 g), Beeren (max. 50 g), Nüssen (max. 20 g), Zartbitterschokolade (mind. 70 % Kakaogehalt; max. 5 g) und/oder Haferdrink (max. 100 ml).
- Es ist eine Kombination von zwei bis drei Zutaten möglich, beispielsweise Zartbitterschokolade, Nüsse und Haferdrink.
- Die Mahlzeiten werden nach Belieben warm oder kalt genossen.

An den Hafertagen nehmen Sie keine anderen Kohlenhydrate, Fette und Eiweiße zu sich. Auch Alkohol ist tabu.

Selbst gemixte Gemüsebrühe

Mit getrocknetem Suppengemüse können Sie Ihre Gemüsebrühe im Handumdrehen selbst herstellen. Für 100 Gramm Brühe mixen Sie 70 Gramm getrocknetes Suppengemüse, 30 Gramm Salz und etwas Kurkuma zu einem feinen Pulver.

Das ist zu beachten

Zwischen den Mahlzeiten sollten mindestens vier Stunden liegen, in denen Sie nichts anderes essen.
Achten Sie darauf, genügend zu trinken, am besten Wasser oder ungesüßten Kräutertee. Auch schwarzer Kaffee ist erlaubt.

Hinweis

Probieren Sie aus und variieren Sie, doch vergessen Sie nicht: Hafertage sollten so streng wie möglich und so schmackhaft wie nötig sein!

DER INDIVIDUELLE HAFERTAG

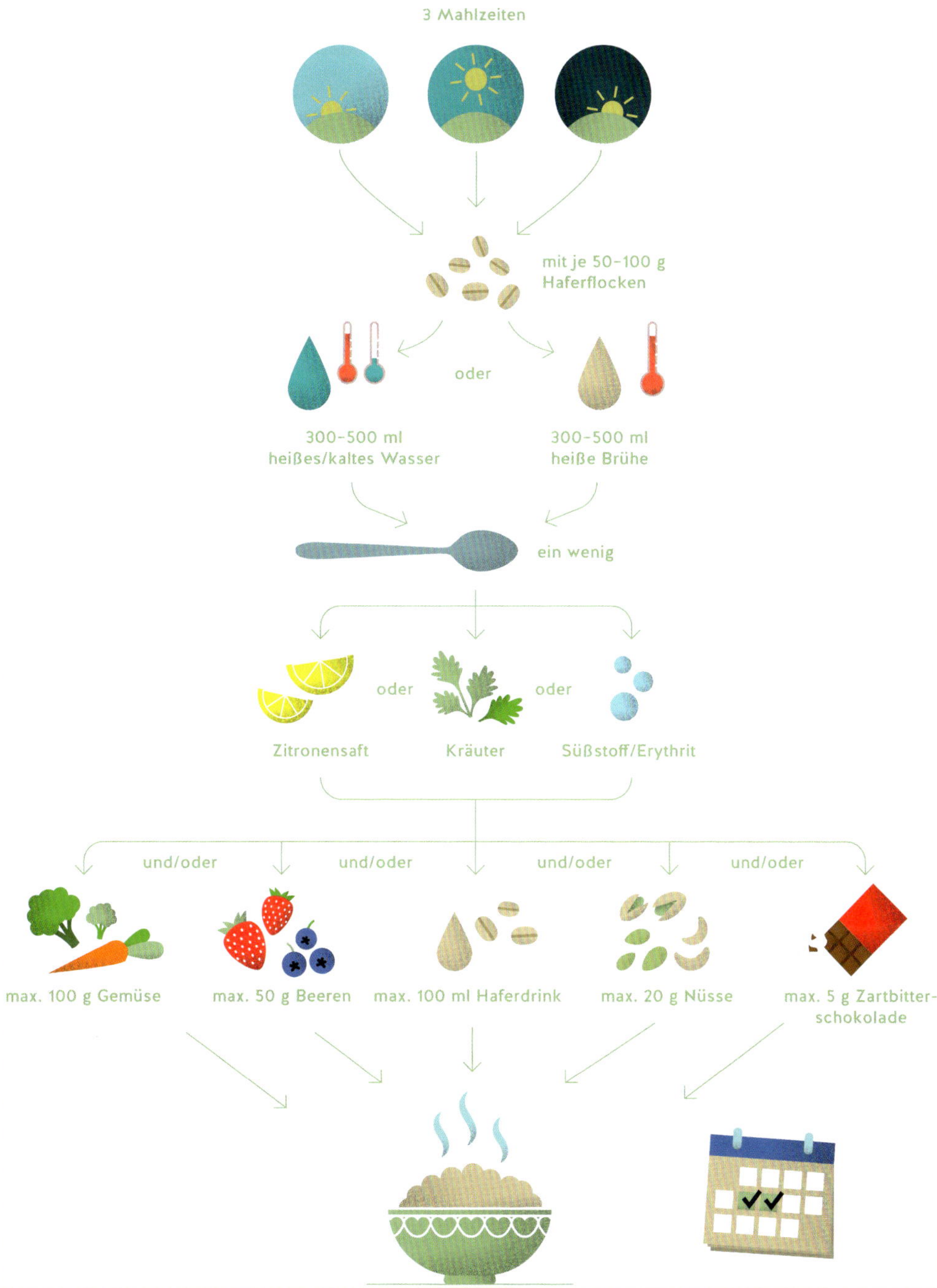

Den Lebensstil optimieren

Eine erfolgreiche Gewichtsreduktion basiert auf drei Säulen: Ernährung, Bewegung und Verhaltensänderung. Sie werden häufig unter dem Begriff Lebensstiloptimierung zusammengefasst.

DAS WISSEN UMSETZEN

Die meisten Menschen wissen, wie eine gesunde Ernährung aussieht und wie wichtig Bewegung ist, um abzunehmen. Die Schwierigkeit besteht darin, dieses Wissen umzusetzen, also das Verhalten zu ändern, und zwar dauerhaft. Änderungen bedeuten für unser Gehirn Stress, vor allem beim Thema Ernährung. Und wie beschrieben, ist Stress einer der Gegenspieler beim Abnehmen. Wie kann es also gelingen, den Lebensstil zu optimieren?

Schritt für Schritt

Der erste Rat lautet: Fangen Sie klein an und nehmen Sie sich Zeit, neue Verhaltensweisen zu trainieren. Statt mit umfangreichen, anstrengenden Veränderungen zu beginnen, sollten Sie zunächst kleine Bereiche in Angriff nehmen. Dies erhöht die Chancen, dass Sie die Veränderungen dauerhaft beibehalten werden. So können Sie nach und nach weitere Optimierungen angehen.
Es dauert rund zwei Monate, bis neue Verhaltensweisen zur Gewohnheit geworden sind, haben Sie also Geduld mit sich. Starten Sie anfangs beispielweise mit einer Portion Porridge zum Frühstück oder setzen Sie sich das Ziel, täglich 10 000 Schritte zu gehen.

Seien Sie realistisch

Legen Sie ein realistisches Zielgewicht fest. Wie Sie wissen, haben Sie es mit starken Gegenspielern zu tun, die Ihnen Ihr Vorhaben, abzunehmen, erschweren. Der Körper verteidigt sein (Höchst-)Gewicht mit allen Mitteln. Nur durch eine Ernährungsumstellung, ohne ein intensives Muskeltraining, ist eine dauerhafte Gewichtsabnahme von fünf bis in seltenen Fällen zehn Prozent des Ausgangsgewichtes realistisch.
Nicht nur beim Zielgewicht, auch bei der Geschwindigkeit, mit der Sie es erreichen, sollten Sie realistisch sein. Wenn Sie sich vornehmen, in den ersten vier Wochen zwei Kilo abzunehmen, ist das ein gut erreichbares Ziel.

Ein Plateau ist normal

Wie bei jeder Ernährungsoptimierung werden Sie auch bei der HAWEI-Methode vor allem zu Beginn Gewicht verlieren. Allmählich wird sich Ihre Gewichtskurve abflachen, bis sie ein Plateau erreicht. Dies ist normal und keinesfalls ein Grund, enttäuscht zu sein. Vielmehr sollten Sie auf den bisherigen Erfolg stolz sein. Machen Sie so weiter, um Ihren Erfolg zu erhalten.

Flexible Kontrolle

Die Lebensstiloptimierung sollte sich gut anfühlen. Eine rigide, also strenge Kontrolle hat sich als kontraproduktiv erwiesen. Wenn Sie zwanghaft versuchen, sich etwas komplett zu verbieten, werden Sie umso häufiger daran denken, und es wird Ihnen umso schwerer fallen, es zu lassen. Stattdessen ist eine flexible Kontrolle erstrebenswert.

Bei der flexiblen Kontrolle sind Ausnahmen von den Regeln möglich, Sie dürfen sich also »Schummeltage« (engl. Cheat Days) erlauben, zum Beispiel in Gesellschaft auch mal ungesunde Mahlzeiten in Maßen essen. Versuchen Sie jedoch, es bei einer Schummelmahlzeit zu belassen und nicht gleich den ganzen Tag zu schummeln. Verstehen Sie Rückfälle nicht als Scheitern, sondern haken Sie sie ab und kehren Sie rasch zu Ihren guten Vorsätzen zurück.

Gute und schlechte Phasen

Sie werden immer Phasen haben, in denen es ihnen leichter fällt, ihr Verhalten zu ändern, und andere, in denen Ihnen es schwerer fällt. Abnehmen erfordert Willenskraft. Wenn Sie Ihre Kraft gerade für andere Dinge brauchen, konzentrieren Sie sich darauf, Ihr aktuelles Gewicht zu halten. Denn das fällt vergleichsweise leicht. Bleiben Sie dran, sammeln Sie neue Kraft und nehmen Sie eine erneute Gewichtsabnahme zu einem späteren Zeitpunkt in Angriff, wenn die schwierige Phase vorüber ist.

Grundsätzlich: Hafertage als Einstieg

Starten Sie jede Abnehmphase mit einem oder zwei Hafertagen. Das gilt, wenn Sie die HAWEI-Methode zum ersten Mal anwenden, aber auch wenn Sie eine längere Pause gemacht haben. Diese Hafertage wiederholen Sie dann alle ein bis zwei Wochen.

TIPPS FÜR IHREN ABNEHMERFOLG

> Lassen Sie sich beim Essen nicht ablenken. So können Sie besser genießen und die Sättigungssignale wahrnehmen. Wenn Sie zum Beispiel beim Essen vor dem Fernseher sitzen, essen Sie mehr.

> Hören Sie auf zu essen, wenn Sie satt sind. Auch wenn der Teller noch nicht leer ist.

> Richten Sie das Essen auf kleinen Tellern und in kleinen Schalen an. Die Portionen wirken dann größer.

> Trinken Sie vor dem Essen Wasser oder essen Sie zuerst wasserreiche Lebensmittel, wie Salat, Gemüse oder Suppe.

> Essen Sie langsam. Das Sättigungsgefühl setzt frühestens nach 15 Minuten ein.

> Versuchen Sie, nur drei Mahlzeiten am Tag zu essen, wovon mindestens eine, besser zwei eine HAWEI-Mahlzeit sein sollten.

> Vermeiden Sie Zwischenmahlzeiten und Snacks, süße Getränke (auch mit Süßstoffen) und Alkohol.

> Finden Sie heraus, warum Sie Hunger haben (siehe Kapitel »Hunger ist nicht gleich Hunger«).

> Achten Sie darauf, genug zu schlafen (siehe Kapitel »Stress – wenn die Hormone das Abnehmen verhindern«).

> Bewegen Sie sich regelmäßig, trainieren Sie Ihre Muskeln (siehe Kapitel »Muskelabbau – der Verbrennungsmotor im Ruhemodus«).

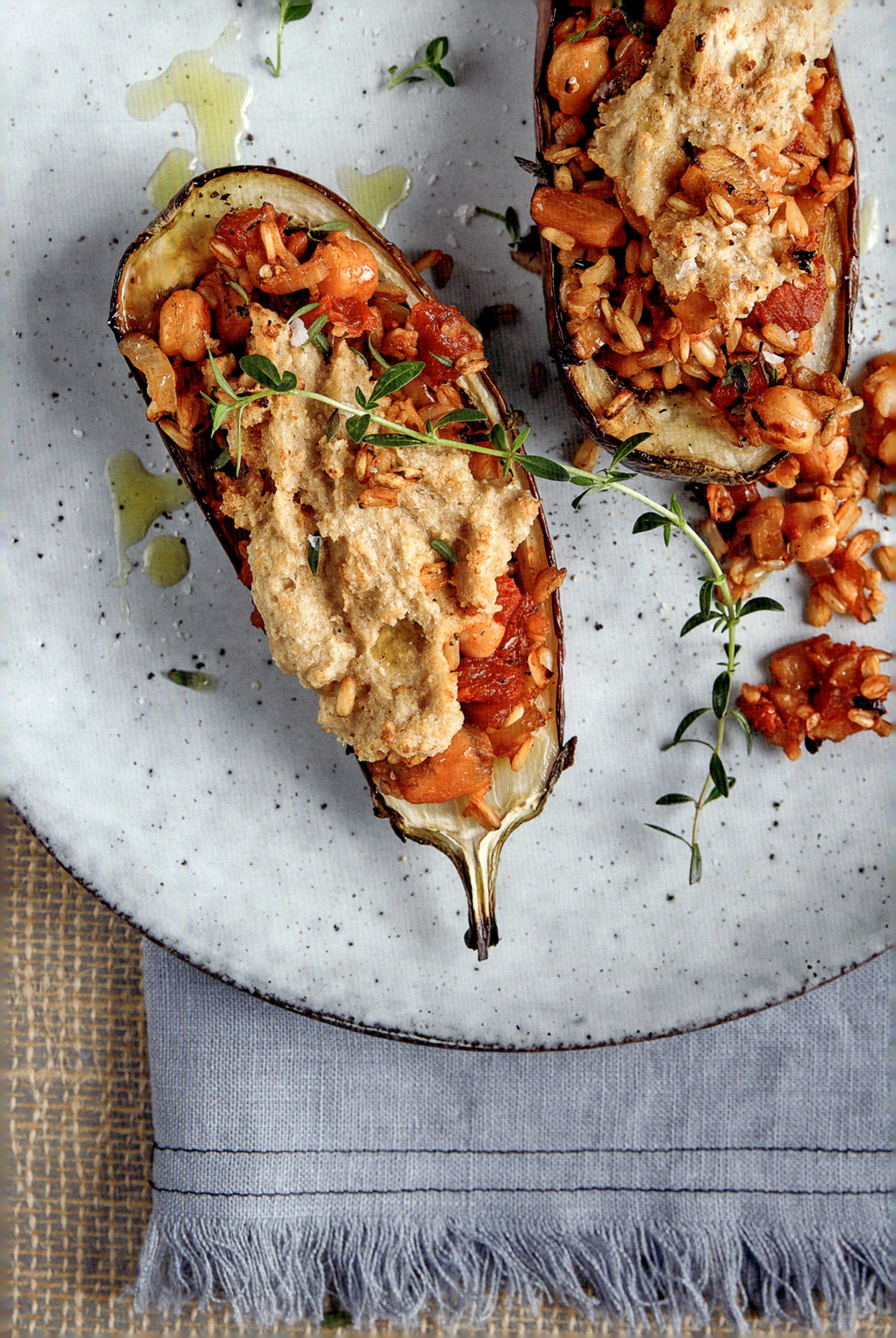

Abwechslungsreich essen

DIE HAWEI-REZEPTE

Die Kombination aus Hafer und Eiweiß ist ausgesprochen vielseitig. Wir haben Klassiker variiert und neue Kreationen erdacht. Es gibt die »Schnelle Tasse«, deftige Eintöpfe und Aufläufe und natürlich Süßes. Lassen Sie es sich schmecken!

Die Basis: Hafer und Eiweiß

Viele unserer HAWEI-Rezepte sind Klassiker der deutschen und internationalen Küche, ergänzt um hafer- und eiweißreiche Lebensmittel. Es gibt verschiedene Grundrezepte, die Sie nach Belieben variieren können, sowie Eintöpfe, Salate und Süßes. Viele der Gerichte lassen sich schnell zubereiten und eignen sich zum Vorkochen beziehungsweise zum Mitnehmen. Natürlich kommt es nicht nur auf Hafer und Eiweiß an. Genauso wichtig ist die Wahl der weiteren Zutaten. So enthalten die Rezepte viel Gemüse, frisches Obst und Hülsenfrüchte. Die für den Körper so wichtigen ungesättigten Fettsäuren werden durch Hafer, Raps- und Olivenöl, Fisch, Nüsse, Samen und Saaten bereitgestellt. Die HAWEI-Rezepte bieten dem Körper alle Makro- und Mikronährstoffe in einem idealen Mix.

HAFERPRODUKTE

Haferflocken kennt jeder, doch es gibt noch viele weitere leckere, gesunde und vielseitig einsetzbare Haferprodukte.

Das Haferkorn

Die ganz besondere Entdeckung in diesem Buch ist das Haferkorn. Lange gekocht, sorgt es in vielen Gerichten durch seine reisähnliche Konsistenz für den richtigen Biss und ist doch herrlich saftig. Es ist die perfekte Alternative zu den klassischen Kohlenhydraten zum Beispiel in einem Auflauf oder Risotto. Sie erhalten Haferkörner vor allem in Bio- und Drogeriemärkten sowie im Internet.

Tipp Haferkörner müssen etwa 30 bis 40 Minuten kochen, bis sie gar sind. Wir empfehlen, sie in größeren Mengen vorzukochen. Gut verschlossen, können sie mehrere Tage im Kühlschrank gelagert werden.

Zarte und kernige Haferflocken

Zarte Haferflocken werden aus kleinen Körnern, kernige Haferflocken aus großen Körnern gemacht. Zarte Haferflocken bekommen bei der Zubereitung eine eher breiige Konsistenz. Für mehr Biss sorgen die kernigen Haferflocken. Welche Sie verwenden, hängt vom jeweiligen Rezept ab oder auch von Ihrem Geschmack.

Tipp Haferflocken vorab mit Gewürzen oder Gemüsebrühepulver vermengen, in einem verschließbaren Gefäß lagern und jeweils die gewünschte Portion entnehmen.

Sie können Haferflocken selbst herstellen. Wie das geht, lesen Sie hier: www.hafertage.com

Haferkleie und Haferkleieflocken

Haferkleie wird aus dem Keim und den Randschichten des Haferkorns gewonnen. Sie enthält doppelt so viel Beta-Glucan wie Haferflocken. Haferkleie und die leicht löslichen Haferkleieflocken unterscheiden sich in ihrer Konsistenz. Haferkleie kann gut etwas festeren Gerichten wie Porridge oder Obstkompott hinzugefügt werden, Haferkleieflocken hingegen lösen sich in Flüssigkeit vollständig auf und machen beispielweise Eiweißshakes oder Quarkspeisen schön cremig.

Zartschmelzende Haferflocken (= Schmelzflocken)

Zartschmelzende Haferflocken werden aus dem gemahlenen Haferkorn hergestellt. Sie lassen sich in Flüssigkeiten leicht auflösen und eignen sich somit gut für Shakes.

Hafermehl

Hafermehl sind gemahlene Haferkörner. Es kann für Teige und Panaden verwendet werden. Hafermehl ist nicht in jedem Supermarkt zu bekommen, kann aber leicht selbst gemacht werden. Einfach zarte Haferflocken in einem Mixer zerkleinern oder in einem Mörser fein mahlen. Hafermehl ist glutenfrei und geht am besten mit Backpulver und Natron auf.

Haferdrink

Haferdrink ist eine laktosefreie, pflanzliche Alternative zu herkömmlicher Milch. Er wird aus gemahlenen Haferkernen hergestellt, welche mit Ferment in Wasser eingeweicht werden. Haferdrink kann gut als Milchersatz verwendet werden, zum Beispiel in Shakes und im Kaffee. Er eignet sich hervorragend sowohl für süße wie auch für herzhafte Gerichte. Es gibt verschiedene Sorten, zu empfehlen ist die ungesüßte Variante ohne weitere Zusätze.

Hafersahne

Hafersahne ist laktosefrei, pflanzlich und findet sich in fast jedem Lebensmittelgeschäft, meist unter der Bezeichnung Hafer-Cuisine oder Hafer-Kochcreme. Sie bietet eine Alternative zu herkömmlicher Sahne und verleiht den Gerichten Cremigkeit, sowohl beim Kochen als auch beim Backen.

Haferdrink und Hafersahne selbst zubereiten

Sowohl Haferdrink als auch Hafersahne gibt es fast in jedem Supermarkt zu kaufen. Beide können Sie aber auch ganz einfach selbst herstellen und ein bis zwei Tage im Kühlschrank aufbewahren.

Haferdrink: Zarte Haferflocken mit der siebenfachen Menge Wasser im Mixer oder mit dem Pürierstab fein zerkleinern. Durch ein Passiertuch oder ein sehr feines Sieb abseihen.

Hafersahne: Zarte Haferflocken mit der dreifachen Menge Wasser fein mixen und durch ein Passiertuch oder ein sehr feines Sieb abseihen.

Hafercerealien

Hafercerealien, wie Haferflakes oder Haferpops, sind Produkte aus Hafer, die in verschiedenen Herstellungsverfahren entstehen. Sie sind vielfältig einsetzbar und können als Topping bei fast allen Gerichten verwendet werden. Da sie knusprig-cross sind, bilden sie einen guten Kontrast zum cremig-schleimigen Haferbrei und eignen sich auch gut zum Snacken. Achten Sie jedoch auf die Nährwertangaben, denn häufig ist Zucker zugesetzt und die Menge kann stark schwanken.

MILCH, JOGHURT UND KÄSE

In unseren Rezepten liefert nicht nur der Hafer Eiweiß. Für eine hohe biologische Wertigkeit sorgt die Kombination mit weiteren Eiweißquellen, wie zum Beispiel mit Milchprodukten.

Kuhmilch

Kuhmilch enthält etwa 3 Gramm Eiweiß pro 100 Gramm und 4,8 Gramm Milchzucker (Laktose) pro 100 Gramm. Milch ist somit kohlenhydratreich und zählt zu den Nahrungsmitteln, nicht als Getränk.

Joghurt

Joghurt weist ebenfalls einen Eiweißgehalt von etwa 3 Gramm pro 100 Gramm auf. Der Milchzuckergehalt liegt zwischen 3,5 und 6 Gramm pro 100 Gramm. Verwenden Sie unbedingt Naturjoghurt, denn Fruchtjoghurts enthalten meist viel zugesetzten Zucker, Süßstoffe und/oder Zusatzstoffe.

Käse

Käse enthält eine gute Portion Eiweiß (25 g pro 100 g), aber auch viel Fett und vor allem mehr gesättigte Fettsäuren im Vergleich zu pflanzlichen Fettquellen, wie zum Beispiel Nüssen. Dennoch ist Käse eine schöne Abrundung für manche Gerichte. In unseren Rezepten haben wir bevorzugt Parmesan verwendet. Von diesem trockenen, würzigen Käse mit langer Reifezeit genügt eine geringe Menge für ein hervorragendes Geschmackserlebnis. Der hohe Gehalt an Spermidin (ein biogenes Amin) macht Parmesan sehr gesund, da Spermidin in unseren Körperzellen wichtige Reinigungsprozesse unterstützt.

Magerquark

Magerquark ist mit 13,5 Gramm Eiweiß pro 100 Gramm eine der besten Eiweißquellen und spielt in unseren HAWEI-Rezepten eine wichtige Rolle. Er gehört zur Familie der Frischkäse. Dank seines hohen Eiweißanteiles und seiner cremigen Konsistenz sättigt er länger als zum Beispiel Joghurt, und das trotz seines geringen Kaloriengehaltes von nur 67 Kalorien pro 100 Gramm. Ganz gleich ob beim Backen, Kochen oder im Shake – fast alle Rezepte gelingen mit Magerquark. Magerquark enthält im Gegensatz zu Joghurt und Skyr keine Milchsäurebakterien.

Skyr

Skyr ist ein traditionelles isländisches Milchprodukt, welches mit 11 Gramm Eiweiß pro 100 Gramm ebenfalls eine hervorragende Eiweißquelle darstellt. Skyr ist von Konsistenz und Geschmack eine Mischung aus Joghurt und Magerquark und wirkt probiotisch.

EIWEISSPULVER

In vielen unserer Rezepte verwenden wir Eiweißpulver, das ein besonders komfortabler Eiweißlieferant ist.

Tipp **Die Zutaten Magerquark, Skyr und Eiweißpulver können je nach Vorliebe untereinander ausgetauscht werden. Beachten Sie dabei die Mengenangaben (siehe Tabelle).**

Eiweißpulver (Whey)

Eiweißpulver (Whey) kann in nahezu all unseren HAWEI-Rezepten verwendet werden. Ohne Beeinträchtigung des Geschmackes liefert es hochwertiges Eiweiß. Whey (englisch für Molke) entsteht bei der Milchgerinnung. Wird Molke filtriert, kann daraus in zwei Schritten Whey-Isolat hergestellt werden. Dieses ist zucker- und fettfrei und enthält fast nur Eiweiß. In Flüssigkeiten löst es sich gut auf, sodass es sich besonders für flüssige Speisen eignet, zum Beispiel für Shakes, Suppen, Eis sowie Kaffee.

Die Backeigenschaften lassen sich verbessern, indem das Eiweißpulver mit einem »Befeuchter« kombiniert wird (Quark, Eier oder Früchte), sodass der Teig nicht so schnell austrocknet. Es kann als Zutat in herzhaften Gerichten wie Pizza verwendet werden, passt aber auch sehr gut zu süßen Speisen, wie Pfannkuchen, Waffeln oder Porridge.

Für die HAWEI-Rezepte verwenden Sie vorzugsweise geschmacksneutrale Eiweißpulver. Die Produkte sollten darüber hinaus keine künstlichen Aromen und Süßstoffe enthalten. Erhältlich sind Eiweißpulver in Drogeriemärkten, Fitnessshops und im Internet.

MAGERQUARK, SKYR UND EIWEISSPULVER IM VERGLEICH

	MAGERQUARK (0,3 % FETT)	SKYR	EIWEISSPULVER (WHEY, ISOLAT)
Nährwertangaben	Je 100 Gramm	Je 100 Gramm	Je 30 Gramm
Kalorien	71	63	108
Fett in Gramm	0,3	0,2	0,2
Kohlenhydrate in Gramm	3,2	4	0,4
– davon Zucker in Gramm	3,2	4	0,4
Eiweiß in Gramm	13	11	26
Biologische Wertigkeit	81	87	104
Probiotisch	Nein	Ja	Nein

Mehr Infos über unsere Zutaten, zum Beispiel Eiweißpulver, finden Sie hier: www.hawei.online

Tipp Sie bereiten bestimmte Gerichte mit Eiweißpulver häufiger zu? Legen Sie sich dann einen kleinen Vorrat an: die jeweils benötigen weiteren trockenen Zutaten vorab in gößerer Menge mit Eiweißpulver vermischen und in einem verschließbaren Gefäß bevorraten.

Eiweißpulver (Casein)

Eiweißpulver auf Casein-Basis hält vergleichsweise sehr lange satt und ist für den Muskelaufbau und -erhalt besonders geeignet. Manche stört der bittere caseintypische Nachgeschmack, weshalb wir in unseren Rezepten darauf verzichtet haben. Viele Kraftsportler verwenden dennoch Caseinpulver.

Vegane Eiweißpulver

Als veganes Eiweißpulver eignen sich besonders die geschmacksneutralen Soja- und Reiseiweiße. Erbsen- und Hanfeiweiße sind gut für herzhafte Gerichte geeignet.

Tipp Häufiger pflanzliche Eiweißpulver zu verwenden, ist auch bei nicht veganer Ernährung eine gute Idee. Ein Vorteil von Eiweißpulver: Es ist leicht und ist sehr gut zum Mitnehmen geeignet.

HÜLSENFRÜCHTE

Hülsenfrüchte, wie Linsen, Bohnen oder Kichererbsen, liefern wertvolle Ballaststoffe, viel Eiweiß und sättigen gut. Hülsenfrüchte können über Nacht in Wasser eingeweicht werden, das verkürzt ihre Garzeit und macht sie besser verträglich. Lassen Sie die Hülsenfrüchte nach dem Kochen abkühlen und bewahren Sie sie für einige Tage im Kühlschrank auf.
Bei roten Linsen, die wir in unseren Rezepten verwendet haben, ist das Einweichen nicht nötig, sie sind in 15 Minuten gar. Kichererbsen und Bohnen gibt es vorgegart zu kaufen – im Glas oder in der Dose – und sind dann sofort einsatzbereit.

NÜSSE

Nüsse sind ein guter Eiweißlieferant. Im Durchschnitt liefern sie ca. 20 Gramm Eiweiß pro 100 Gramm. Sie haben eine hohe biologische Wertigkeit und werden somit gut vom Körper aufgenommen. Zudem beeinflussen sie den Blutzuckerspiegel kaum.
Zwar haben Nüsse einen hohen Fettgehalt, doch sind es vorwiegend ungesättigte Fettsäuren, die sich positiv auf das Herz- Kreislauf- System auswirken. Nüsse machen lange satt und sind der perfekte Snack zwischendurch, auch wenn Sie abnehmen wollen. Natürlich sollten Sie es nicht übertreiben: Eine kleine Handvoll Nüsse am Tag, das sind etwa 25 Gramm, empfiehlt die DGE.
Nüsse sind ein leckeres Topping für Porridge, Quark oder Salat. Sie dürfen sie auch an den Hafertagen essen.

Obst und Gemüse

In vielen unserer Gerichte wird Obst und Gemüse verwendet, ob als Zutat, als Beilage oder als Garnitur. Obst und Gemüse liefern wichtige Mikronährstoffe, wie Vitamine, Mineralstoffe und sekundäre Pflanzenstoffe, außerdem enthalten sie viele Ballaststoffe. Die Empfehlung der DGE lautet, täglich 400 Gramm Gemüse und 250 Gramm Obst zu sich zu nehmen oder anders gesagt: 3 Portionen Gemüse und 2 Portionen Obst am Tag.

FRISCH ODER TIEFGEKÜHLT

Verwenden Sie Obst und Gemüse der Saison und aus regionalem Anbau, so können Sie sicher sein, dass die Transportwege und Lagerungszeiten kurz sind und reichlich gesunde Inhaltsstoffe bewahrt bleiben.

Eine gute Alternative ist tiefgekühltes Obst und Gemüse. Es wird erntefrisch eingefroren und behält deshalb weitestgehend seine Vitamine und Mineralstoffe. Bei Bedarf können Sie eine Portion entnehmen und zubereiten. TK-Produkte bekommen Sie in jedem Supermarkt, Sie können aber auch selbst einfrieren: Gemüse und Obst waschen, klein schneiden, in Gefrierbeutel oder -dosen füllen und einfrieren. Feste Gemüsesorten, wie Möhren, Brokkoli oder Blumenkohl, sollten Sie vor dem Einfrieren kurz in kochendem Wasser blanchieren und eiskalt abschrecken. So bleibt die Farbe erhalten.

FRUCHTZUCKER IN OBST

Beerenobst enthält im Vergleich zu anderen Obstsorten wenig Fruchtzucker und ist für die Hafertage besonders gut geeignet. Je nach Saison können Sie zwischen Erdbeeren, Himbeeren, Johannisbeeren, Brombeeren, Blaubeeren oder Stachelbeeren wählen – das bietet viel Abwechslung. Aber auch zuckerreiche Obstsorten, wie Bananen oder Birnen, sind in der richtigen Kombination kein Problem: Werden sie zusammen mit Ballaststoffen und Eiweiß gegessen, steigen der Blutzucker- und der Insulinspiegel nur gering an. Wenn Sie süßes Obst verwenden, müssen Sie zudem kaum nachsüßen.

KARTOFFELN

Kartoffeln sättigen sehr gut, Ihre Auswirkungen auf den Blutzuckerspiegel können Sie durch die Zubereitung senken: Lassen Sie die Kartoffeln nach dem Kochen erkalten und verarbeiten Sie sie dann weiter. Durch das Abkühlen wird ein Teil der Stärke in resistente Stärke umgewandelt, die langsamer verdaut wird, nur einen geringen Blutzuckeranstieg bewirkt und sich positiv auf die Darmflora auswirkt. So sind zum Beispiel gekochte und abgekühlte Pellkartoffeln vielfältig einsetzbar, ob im Salat oder in einer Gemüsesuppe.

Meal Prep

Einmal kochen, mehrfach genießen – unsere HAWEI-Rezepte sind nicht nur lecker, sondern auch perfekt für Meal Prep und zum Mitnehmen geeignet.

HAFER VORGAREN

Haferkörner lassen sich prima in einer größeren Menge auf Vorrat garen und können dann im Kühlschrank ein paar Tage aufbewahrt werden. So geht's: Haferkörner in einem Sieb abbrausen, dann mit der dreifachen Menge Wasser in einen Topf geben, aufkochen lassen und 30 bis 40 Minuten garen. Haferkörner werden für verschiedene unserer HAWEI-Rezepte verwendet. Bei einigen ist es besonders sinnvoll, vorgegarte Haferkörner zu verwenden, weil es bei der Zubereitung viel Zeit spart.

Tipp Rote Linsen, die Sie für den Hafer-Linsen-Aufstrich (siehe Seite 91) und für die Schnelle Tasse HAWEI – Linsen-Dal (siehe Seite 98) benötigen, sind schon in 15 Minuten weich. Doch auch hier sparen Sie Zeit, wenn Sie die Linsen vorab zubereiten.

- Mediterraner Haferaufstrich (siehe Seite 90): 35 Gramm Haferkörner entsprechen etwa 100 Gramm gegarten Haferkörnern.
- »Schnelle Tasse«-Rezepte (siehe Seiten 98–99): 25 Gramm Haferkörner entsprechen etwa 80 Gramm gegarten Haferkörnern.
- Auflauf HAWEI mit Putenbrust (siehe Seite 137): 120 Gramm Haferkörner entsprechen etwa 360 Gramm gegarten Haferkörnern.

DIPS UND DRESSINGS AUFBEWAHREN

Dips und Dressings können Sie auf Vorrat zubereiten und fest verschlossen im Kühlschrank aufbewahren. Achten Sie darauf, nur mit sauberem Besteck etwas vom Inhalt zu entnehmen. Die Haltbarkeit unserer Dips, Aufstriche (siehe Seiten 90–91) und Dressings (siehe Seiten 104–105) auf einen Blick:

- Hafer-Hummus: bis zu fünf Tage
- Mediterraner Haferaufstrich: bis zu fünf Tage
- Hafer-Linsen-Aufstrich: bis zu fünf Tage
- Balsamicodressing: ein bis zwei Wochen
- Fruchtiges Haferdressing: bis zu fünf Tage
- Hafer-Joghurt-Senf-Dressing: bis zu drei Tage

Tipp Notieren Sie auf dem Gefäß, wann Sie den Inhalt zubereitet haben. Schreiben Sie das Datum einfach mit einem wasserfesten Stift auf den Deckel oder auf das Glas.

AUS DEM TIEFKÜHLFACH

> Fast alle zubereiteten Gerichte können eingefroren werden. Zum Auftauen legen Sie die gewünschte Menge einfach über Nacht in den Kühlschrank.
> Fleisch und Fisch können Sie direkt nach dem Kauf vorportionieren und einfrieren. Bei Bedarf eine Portion entnehmen und frisch zubereiten.
> Obst und Gemüse bekommen Sie in vielen Variationen als Tiefkühlware, sie enthalten in der Regel noch fast alle Vitamine und Mineralstoffe. Sie können sie für viele Rezepte verwenden.

ZUM MITNEHMEN

Sie sind viel unterwegs oder möchten Ihren Kindern einen gesunden Snack mit in die Schule geben? Einige unserer Rezepte sind prima zum Mitnehmen geeignet und können dann pur genossen oder mit anderen Zutaten vor Ort zu einer leckeren Mahlzeit zusammengestellt werden. Sie brauchen nur ein paar passende Gefäße, wie fest verschließbare Boxen, Gläser oder Silikonbeutel, in denen Sie die Zutaten getrennt aufbewahren und gut transportieren können.
> Für Gemüsesticks mit Dip schneiden Sie zum Beispiel Paprika, Möhren und Salatgurke in mundegerechte Stücke. Dazu kommt ein kleines Glas mit einem Dip (siehe Seiten 90–91) und eine Box mit Möhrenbratlingen (siehe Seite 116).
> Für einen frischen Salat mit Haferbällchen bereiten Sie Salatblätter, Tomaten und Gurkenscheiben vor. Das Salatdressing (siehe Seiten 101–105) kommt in ein kleines Glas. Haferklößchen mit Zucchini und Möhre (siehe Seite 120) oder Haferkleie-Käse-Bällchen (siehe Seite 119) packen Sie extra ein.
> Pfannkuchen oder Wraps (z. B. Seite 145) lassen sich hervorragend befüllen und aufrollen oder umklappen. Zum Beispiel mit Salatblättern, Gurkenscheiben und Paprikastreifen belegen, in Butterbrotpapier wickeln und in eine Box packen. In einem kleinen Glas nehmen Sie einen Dip (siehe Seiten 90–91) mit, den Sie vor dem Verzehr über den Pfannkuchen oder Wrap träufeln.
> Um Suppen zu transportieren, brauchen Sie ein größeres Glas mit Drehverschluss. Zum Testen das Gefäß auf den Kopf stellen und schauen, ob Flüssigkeit austritt. Im Zweifel geben Sie das Glas zusätzlich in eine Tüte.
> Porridge oder auch eine Haferflocken-Mischung kann ebenfalls in einem sehr gut verschlossenen Behälter mitgenommen werden. Nach dem Befüllen kurz umdrehen und testen, ob nichts ausläuft. Dann gegebenenfalls die restlichen Zutaten und Toppings hinzufügen.
> Shakes werden zum Mitnehmen einfach in einen passenden Shaker gefüllt. Direkt vor dem Verzehr nochmal kurz schütteln, um die cremige Konsistenz wieder herzustellen.
> Verschiedene warme Speisen können Sie am Wochenende vorkochen, in passenden Portionen einfrieren und dann mit zur Arbeit nehmen.

VEGAN / GLUTENFREI

Gemäßigte Hafertage

Dieser Porridge ist der Start zu einer gesunden Gewichtsreduktion. Auf den Seiten 54–55 finden Sie das Grundrezept, hier haben wir es mit knackiger Möhre veredelt.

Für 1 Portion à 400 g
Zubereitungszeit: 10 Min.
Quellzeit: 10 Min.

1 Stück Möhre (50 g)
60–80 g zarte oder kernige Haferflocken
Pfeffer
Salz
frische Kräuter und Gewürze nach Geschmack

1 Die Möhre waschen und fein raspeln.

2 300–500 ml Wasser zum Kochen bringen, Haferflocken und Möhrenraspel einrühren und bei niedriger Hitze 5–10 Min. köcheln lassen.

3 Pfeffer, Salz, Kräuter und Gewürze nach Geschmack zugeben. Warm oder kalt verzehren.

Varianten: Der Porridge lässt sich auch mit anderen Gemüsesorten zubereiten, wie Lauch, Zucchini, Tomaten oder Brokkoli. 50 g Gemüse waschen und klein schneiden, zusammen mit dem Wasser aufkochen und dann wie beschrieben zubereiten.
Wer es lieber süß mag, ersetzt das Gemüse durch 50 g Beeren oder 20 g Nüsse.

Tipp Wenn es schnell gehen muss, geben Sie statt der Möhre einfach etwas gehacktes Suppengemüse in das kochende Wasser.

Nährwerte pro Portion
195 kcal | 4 g F (0,5 g GFS) | 31 g KH | 3 g Z | 6 g BST | 7 g E | 0,1 g Salz | 2,2 g Beta-Glucan

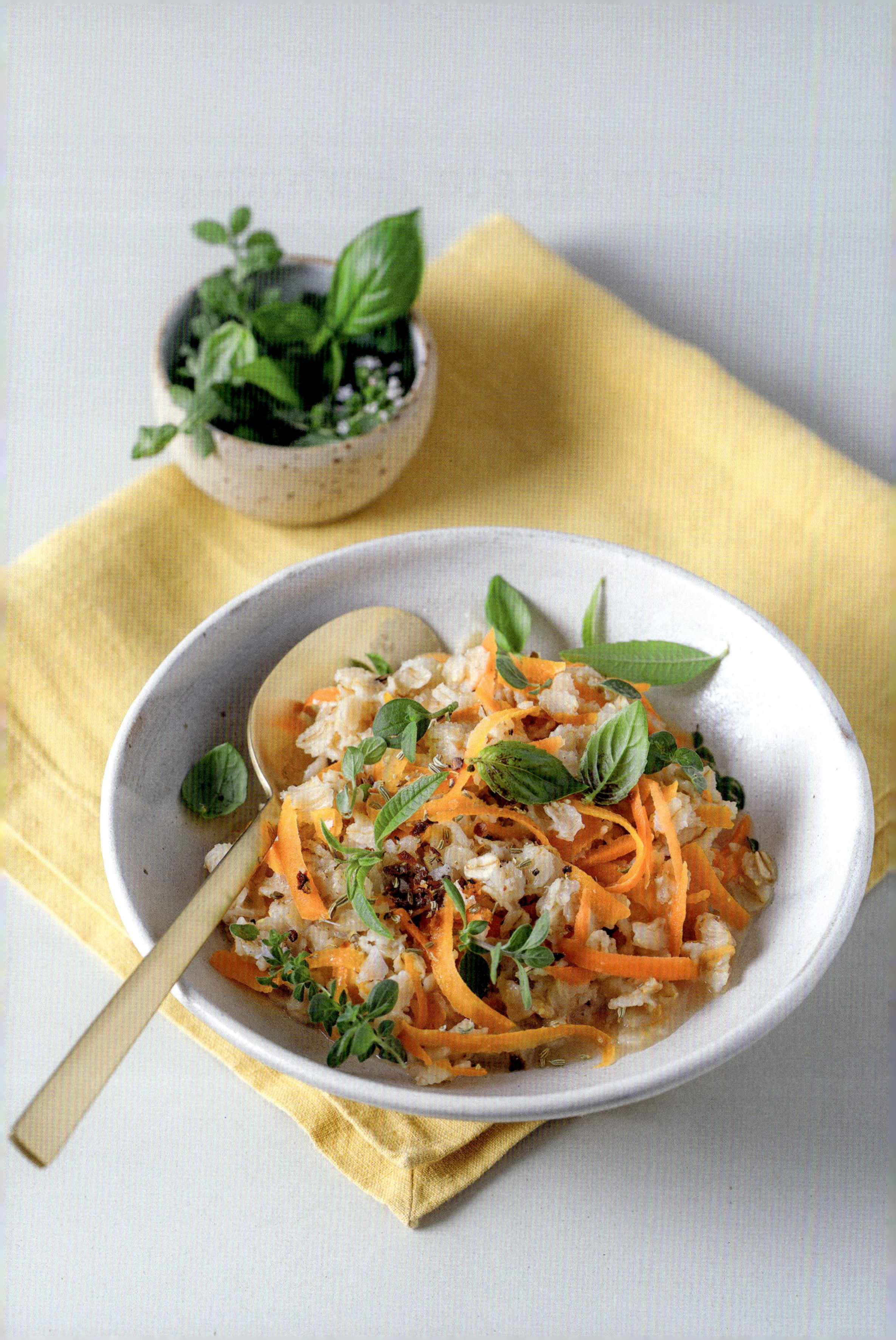

VEGAN / GLUTENFREI

Individuelle Hafertage

Dieser Porridge lässt sich ganz nach Geschmack mit verschiedenen Zutaten variieren und ist somit perfekt für die herausfordernden Hafertage.

Für 1 Portion à 400 g
Zubereitungszeit: 5 Min.
Quellzeit: 15 Min.

- 50 ml Haferdrink
- 50–100 g zarte oder kernige Haferflocken
- 1 Stück Apfel (25 g)
- 1 TL Zimtpulver
- 1 TL Erythrit (nach Belieben)
- Apfelscheiben (nach Belieben)

1 Haferdrink mit 150–300 ml kaltem Wasser mischen. Haferflocken einrühren und ca. 15 Min. quellen lassen.

2 Währenddessen den Apfel waschen, entkernen, reiben oder in kleine Stücke schneiden.

3 Zimt und Apfel unter den Porridge rühren. Nach Belieben mit Erythrit süßen und mit ein paar Apfelscheiben garnieren.

Varianten: Sie können die Haferspeise auch mit 50 g Beeren oder 10 g gehackter Zartbitterschokolade oder 20 g Nüssen garnieren. Weitere Vorschläge finden Sie auf den Seiten 56–57.

Tipp Wie viele Haferflocken für den Porridge benötigt werden, ist individuell verschieden. Tasten Sie sich an die für Sie ideale Menge heran. Probieren Sie es erst mit einer kleineren Portion und falls Sie nicht satt werden, erhöhen Sie die Menge. Achten Sie bewusst auf Ihr Hungergefühl. Wenn Sie satt sind und noch etwas übrig ist, stellen Sie den Rest für einen späteren Zeitpunkt in den Kühlschrank.

Nährwerte pro Portion
289 kcal | 6 g F (0,8 g GFS) | 47 g KH | 3 g Z | 9 g BST | 9 g E | 0,2 g Salz | 3,3 g Beta-Glucan

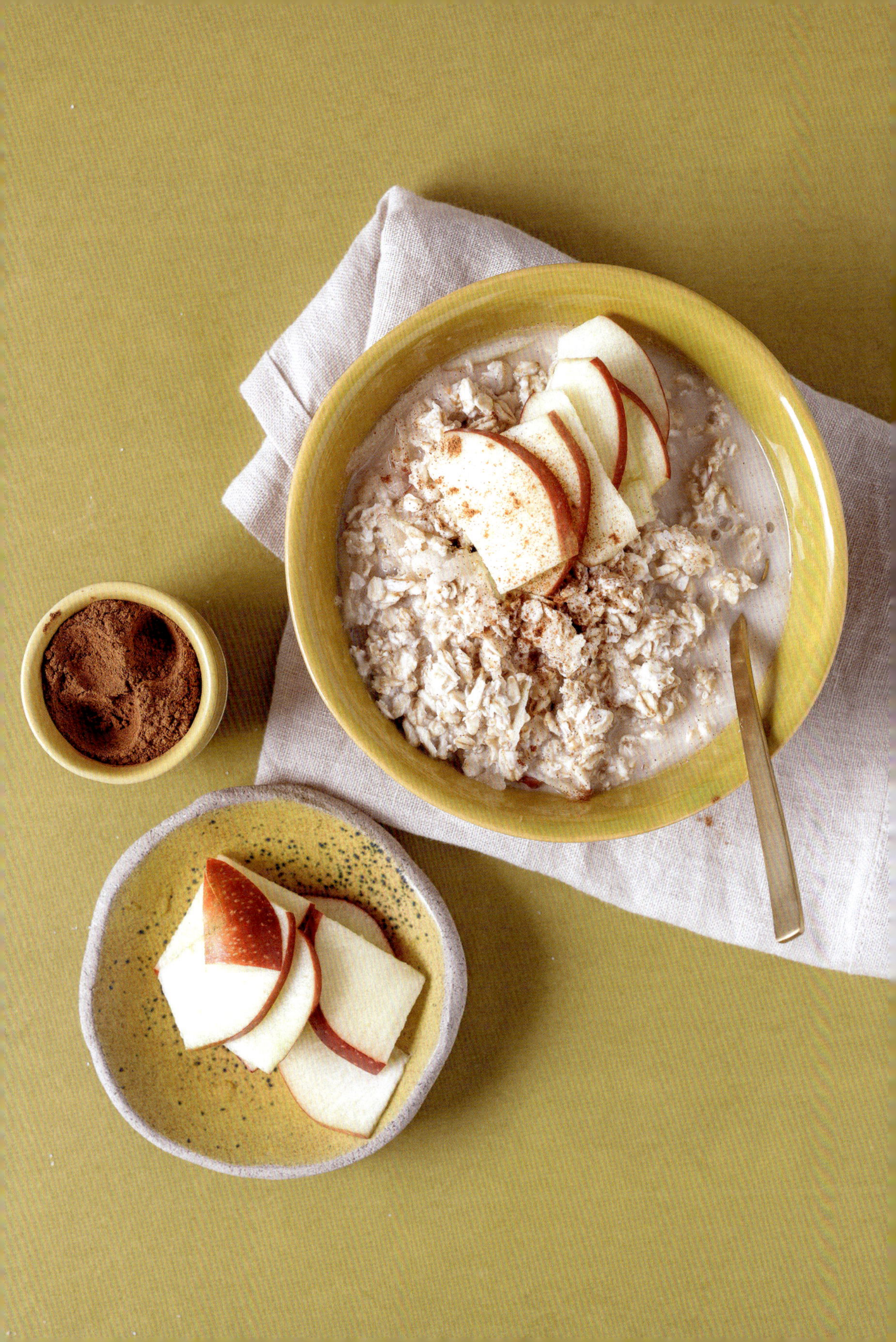

VEGETARISCH / GLUTENFREI

Kaffee mit dem Eiweißkick

Dieser Kaffee liefert besonders viel Energie am Morgen – und die erste Portion Eiweiß.

Für 1 Tasse à 215 ml

Zubereitungszeit: 4 Min.

2 geh. TL Kaffeepulver (ca. 12 g)

15 g Eiweißpulver (Whey, neutral)

1 Kaffeepulver in einen Filter geben und mit 200 ml heißem Wasser aufgießen. Den fertigen Kaffee in einen Mixer füllen. Eiweißpulver dazugeben und gut mixen.

2 Kaffee in eine Tasse füllen und genießen.

Tipp Wird Eiweißpulver in warme Flüssigkeit gegeben, klumpt es leicht. Verwenden Sie daher ein hochwertiges Pulver, das sich in Flüssigkeit gut auflöst. Sie können auch das Eiweißpulver im Kaffee mit einem Milchaufschäumer verrühren.

Nährwerte pro Portion

60 kcal | 0,9 g F (0,4 g GFS) | 2 g KH | 0,4 g Z | 0 g BST | 13 g E | 0,1 g Salz | 0 g Beta-Glucan

VEGETARISCH / GLUTENFREI

Eiskaffee HAWEI

An heißen Tagen ist ein Eiskaffee eine herrliche Erfrischung! Unsere eiweißreiche Variante gibt den ganz besonderen Kick.

Für 1 Portion à 400 ml
Zubereitungszeit: 3 Min.
Abkühlzeit: 20 Min.

- 2 geh. TL Kaffeepulver (ca. 12 g)
- 100 ml Haferdrink
- 30 g Eiweißpulver (Whey, neutral)
- 6 Eiswürfel
- 1 TL Honig (nach Belieben)

1 Kaffeepulver in einen Filter geben und mit 200 ml heißem Wasser aufgießen. Den Kaffee in den Kühlschrank oder ins Eisfach stellen und abkühlen lassen.

2 Kaffee mit Haferdrink, Eiweißpulver und Eiswürfeln in einen Mixer geben und gut vermengen. Bei Bedarf mit 1 TL Honig süßen und noch mal kurz mixen.

3 Den Eiskaffee in ein großes Glas füllen und kalt genießen.

Tipp Sie können Kaffee, Haferdrink und Eiweißpulver auch mit einem Schneebesen zu einer homogenen Flüssigkeit verarbeiten und dann mit Eiswürfeln auffüllen.

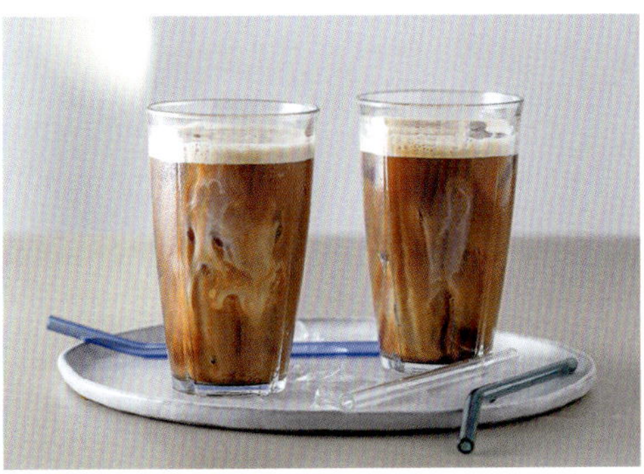

Der frisch gemixte Eiskaffee hat eine schöne Crema.

Nährwerte pro Portion
140 kcal | 4 g F (0,8 g GFS) | 8 g KH | 0,8 g Z | 1,2 g BST | 20 g E | 0,4 g Salz | 0,4 g Beta-Glucan

VEGETARISCH / GLUTENFREI

Porridge HAWEI

In England zu Hause und längst auch bei uns ein Klassiker! Dieses Grundrezept lässt sich süß oder herzhaft variieren.

Für 2 Portionen à 220 g
Zubereitungszeit: 15 Min.

350 ml Haferdrink
120 g zarte Haferflocken
Salz
60 g Eiweißpulver (Whey, neutral)

1 Haferdrink mit 150 ml Wasser in einem kleinen Topf zum Kochen bringen.

2 Haferflocken und 1 Prise Salz zugeben und ca. 5 Min. unter ständigem Rühren bei niedriger bis mittlerer Hitze köcheln lassen. Die Kochdauer richtet sich nach der gewünschten Konsistenz.

3 Porridge vom Herd nehmen und ca. 1 Min. abkühlen lassen, dann das Eiweißpulver unterrühren.

Varianten: Für einen süßen Porridge rühren Sie zum Schluss 1 EL Kokosmilch und/oder 10 g gehackte Zartbitterschokolade unter.
Für eine herzhafte Variante geben Sie 1 TL Pesto, 30 g halbierte Kirschtomaten und ¼ Avocado in kleinen Stücken dazu.
Zu einem feurigen Leckerbissen wird der Porridge, wenn Sie 1 Prise Chiliflocken, 1 gehackte Frühlingszwiebel, 30 g Mais und 10 g frisch geriebenen Parmesan unterrühren. Das Ganze wird mit einem Spiegelei gekrönt.

Tipp Benutzen Sie einen Topf mit dickerem Boden, damit der Porridge nicht anbrennt.

Nährwerte pro Portion
341 kcal | 7 g F (1,4 g GFS) | 39 g KH | 1 g Z | 7 g BST | 27 g E | 0,3 g Salz | 2,6 g Beta-Glucan

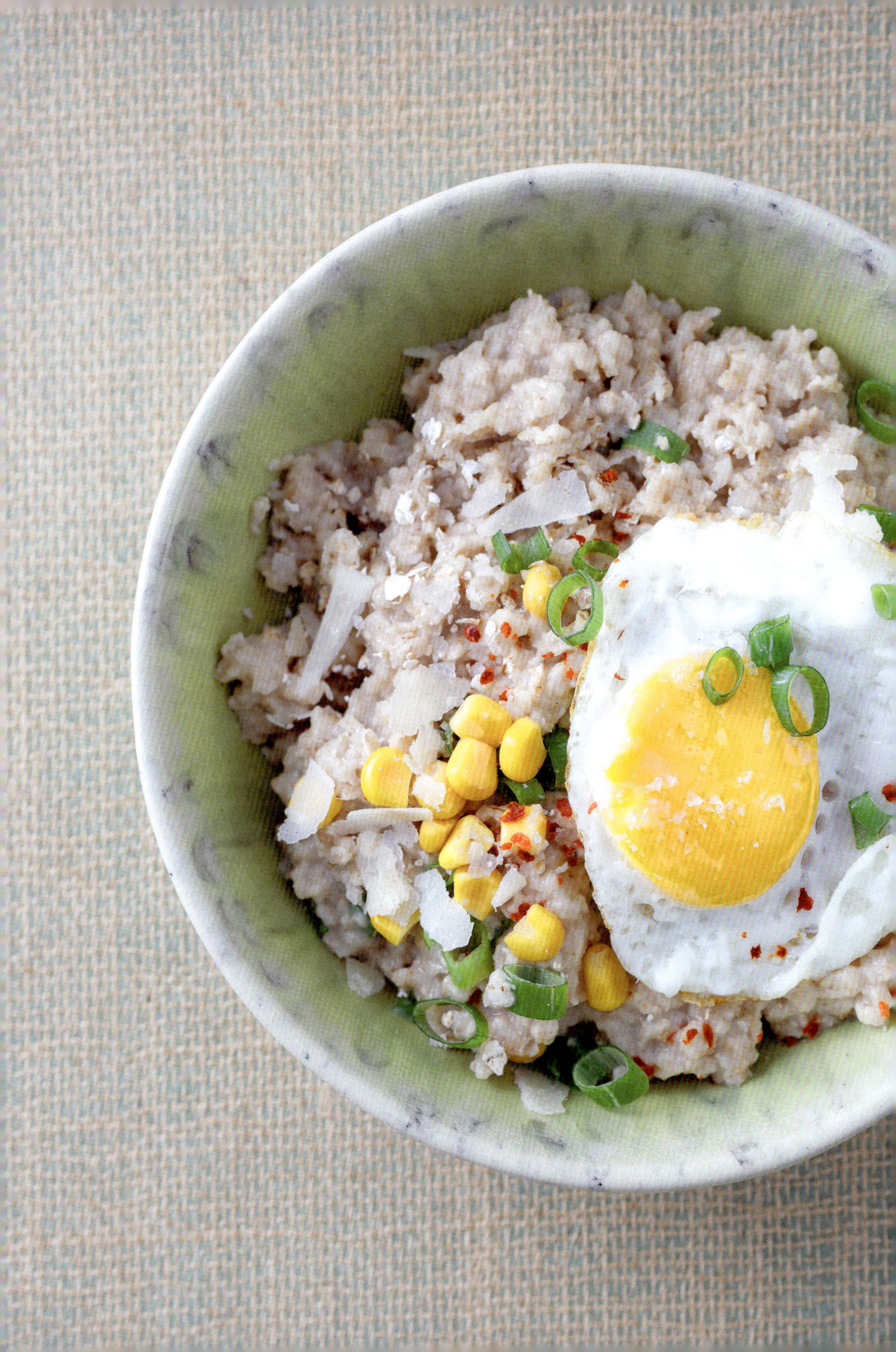

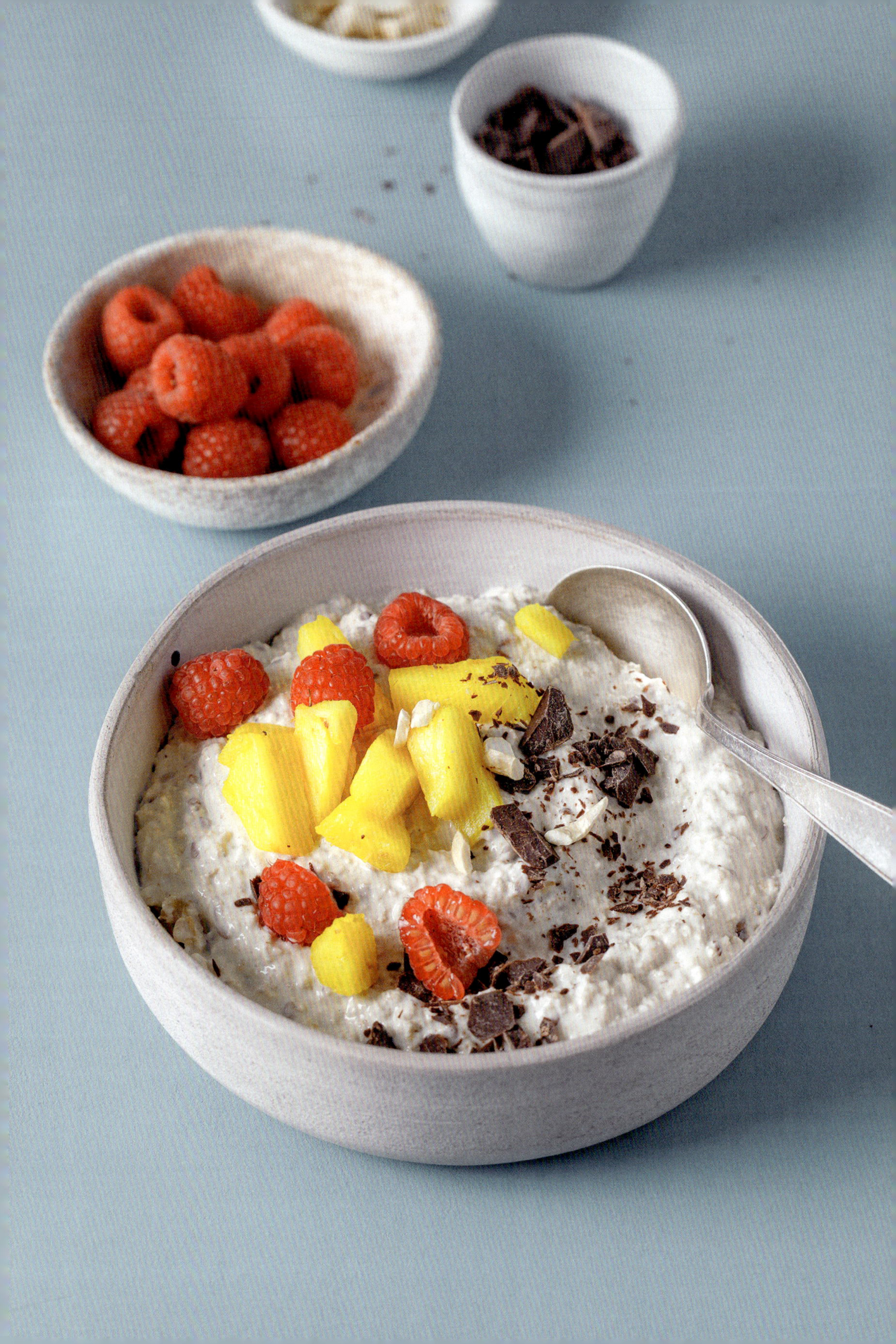

VEGETARISCH / GLUTENFREI

Overnight Oats HAWEI

Wenn es morgens schnell gehen muss: Die über Nacht eingeweichten Haferflocken können nach Belieben verfeinert werden.

1 Haferflocken, Haferdrink, Magerquark, Leinsamen und bei Bedarf Erythrit in einer Schüssel gut miteinander vermengen und in ein verschließbares Glas füllen. Über Nacht im Kühlschrank aufbewahren.

2 Am nächsten Tag nach Belieben mit Obst, Nüssen oder etwas Zartbitterschokolade verfeinern.

Varianten: Sie können den Quark durch 30 g Eiweißpulver ersetzen oder für eine besonders große Portion Eiweiß das Pulver zusätzlich zum Quark geben. In beiden Fällen benötigen Sie 20 ml mehr Haferdrink. Mit ½ TL Zimt, ½ TL Kurkuma und 1 Prise Pfeffer werden die Overnight Oats würziger im Geschmack und kurbeln den Stoffwechsel an.

Tipp Wenn Sie Eiweißpulver verwenden, verrühren Sie es zuerst mit den Haferflocken, damit keine Klumpen entstehen. Danach die restlichen Zutaten hinzufügen.

Für 1 Portion à ca. 300 g
Zubereitungszeit: 5 Min.
Quellzeit: über Nacht

50 g zarte Haferflocken
150 ml Haferdrink
70 g Magerquark
1 EL Leinsamen
1 EL Erythrit (nach Belieben)
Obst, Nüsse oder Zartbitterschokolade (nach Belieben)

Nährwerte pro Portion
400 kcal | 10 g F (1,2 g GFS) | 62 g KH | 3 g Z | 10 g BST | 16 g E | 0,3 g Salz | 2,7 g Beta-Glucan

VEGETARISCH / GLUTENFREI

Frühstücksgranola

Dieses leckere Granola verleiht Porridge und Quarkspeisen einen süß-nussigen Geschmack.

1 Kokosöl in einer Pfanne bei mittlerer Hitze schmelzen lassen. Haferflocken hinzufügen und goldgelb anrösten. Nach Belieben ein paar Cashewkerne unterrühren.

2 Unter ständigem Rühren Honig hinzugeben und leicht karamellisieren lassen.

3 Granola auf einem Teller verteilen und abkühlen lassen.

Tipp Das Granola schmeckt mit Joghurt und frischem Obst, ist aber auch ideal als Topping für Porridge und Nachspeisen.

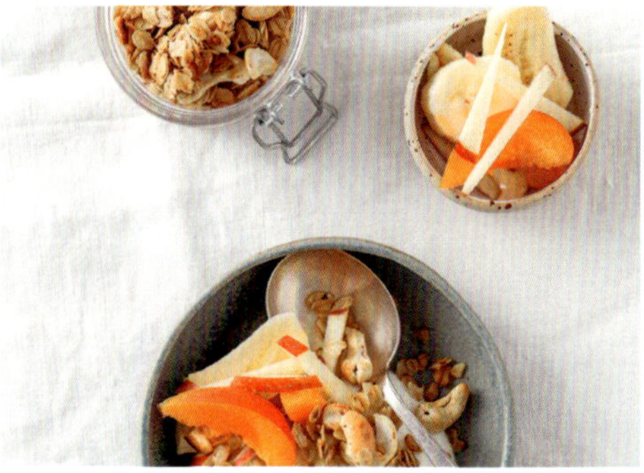

Das knusprige Granola lässt sich vielfältig einsetzen.

Für 4 Portionen à 25 g

Zubereitungszeit: 6 Min.

1½ EL Kokosöl
75 g kernige Haferflocken
Cashewkerne (nach Belieben)
1½ EL Honig

Nährwerte pro Portion

111 kcal | 5 g F (2,9 g GFS) | 13 g KH | 4 g Z | 2 g BST | 3 g E | 0,1 g Salz | 0,6 g Beta-Glucan

VEGAN / GLUTENFREI

Herzhaftes Granola

Granola gibt es nicht nur für süße Speisen. Hier eine herzhafte Variante.

Für ca. 500 g; 25 Portionen à 20 g
Zubereitungszeit: 10 Min.
Backzeit: 25 Min.

- 200 g Haferflocken
- 100 g Buchweizen
- 50 g Leinsamen
- 50 g Kürbiskerne
- 2 TL Thymian
- 2 TL Rosmarin
- 1 TL Basilikum
- Salz
- 2 EL Senf
- 80 ml Olivenöl

1 Den Backofen auf 180° (Ober-/Unterhitze) vorheizen.

2 Haferflocken, Buchweizen, Leinsamen und Kürbiskerne in einer Schüssel vermischen.

3 Die Kräuter mit 1 TL Salz, Senf und Olivenöl verrühren und über den Haferflocken-Mix geben. Alles gut miteinander vermengen und auf einem mit Backpapier belegten Backblech verteilen.

4 Granola auf der mittleren Schiene im Backofen 15–20 Min. backen, nach der Hälfte der Zeit kurz durchmischen, sodass alles gleichmäßig geröstet wird.

5 Auf einem Teller verteilen und abkühlen lassen.

Tipps Dieses aromatische Granola eignet sich hervorragend als Topping für einen frischen Salat oder einen herzhaften Porridge.
In einem luftdicht verschlossenen Gefäß kann Granola über Wochen aufbewahrt werden.

Nährwerte pro Portion
93 kcal | 5 g F (0,7 g GFS) | 8 g KH | 0 g Z | 2 g BST | 3 g E | 0,3 g Salz | 0,4 g Beta-Glucan

VEGETARISCH / GLUTENFREI

Guten Morgen HAWEI

Das klassische Haferfrühstück mit einer Extraportion Eiweiß. Der Leinsamen unterstützt die Darmflora schon am Morgen.

Für 2 Portionen à 260 g
Zubereitungszeit: 5 Min.

100 g zarte Haferflocken
1 EL geschroteter Leinsamen
300 ml Haferdrink
150 g Magerquark
2 EL Honig (nach Belieben)

1 Haferflocken und Leinsamen gut verrühren.

2 Haferdrink und Magerquark hinzufügen und alles miteinander vermengen. Je nach gewünschter Konsistenz noch etwas quellen lassen.

3 Nach Belieben mit etwas Honig süßen.

Varianten: Für den Eiweißkick geben Sie 30 g Eiweißpulver und zusätzlich 20 ml Haferdrink dazu.
Ganz nach Geschmack können Sie das Müsli mit etwas Beerenobst garnieren und 20 g Nüsse und/oder gehackte Zartbitterschokolade darüberstreuen.

Tipp Ersetzen Sie Magerquark durch Skyr oder Naturjoghurt – beides hat zwar weniger Eiweiß, ist aber schön cremig und sehr lecker und gesund.

Nährwerte pro Portion
322 kcal | 7 g F (0,9 g GFS) | 47 g KH | 13 g Z | 7 g BST | 14 g E | 0,2 g Salz | 2,3 g Beta-Glucan

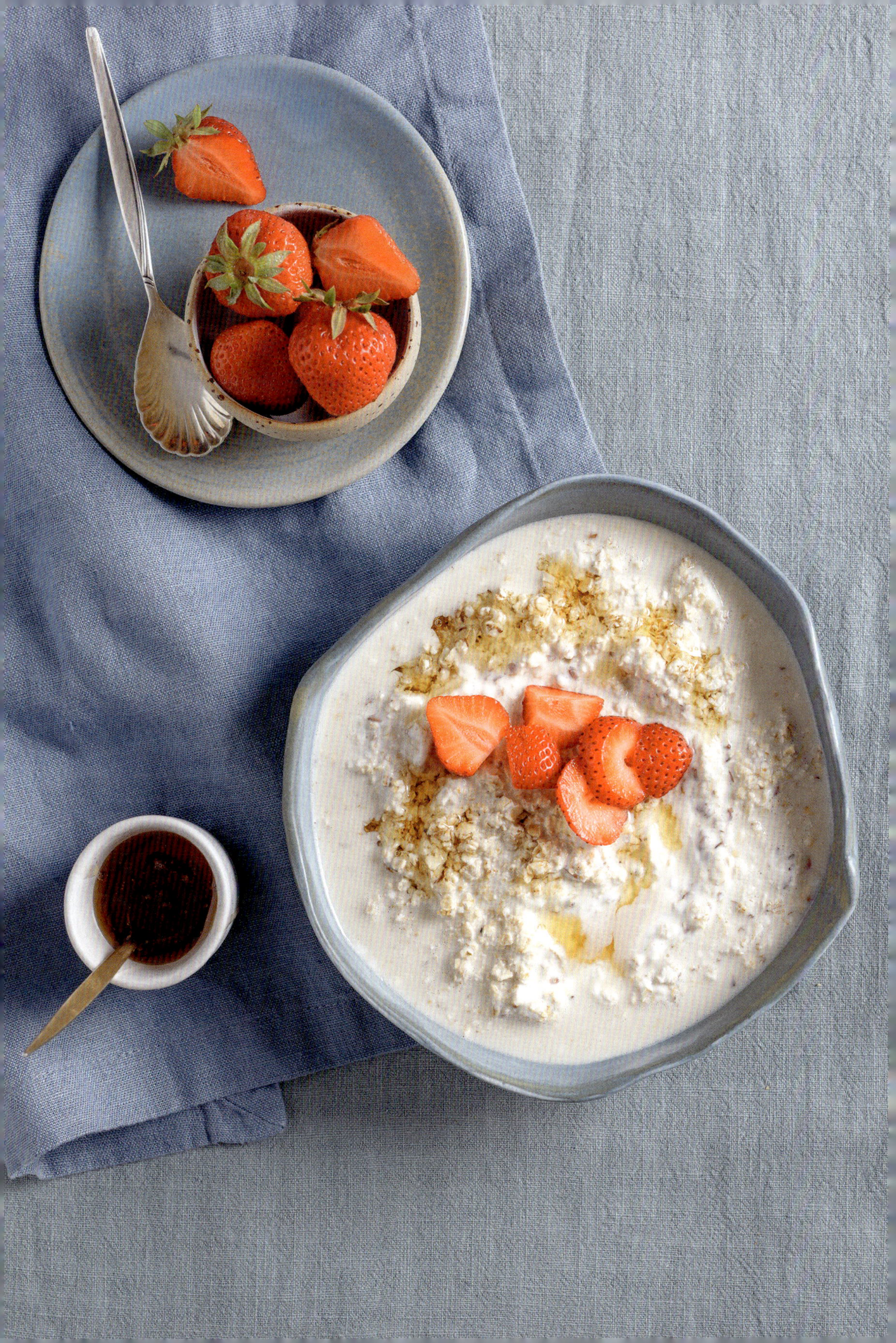

VEGETARISCH / GLUTENFREI

HAWEI-Shake Obstgarten

Beerenpower im Glas! Dieser fruchtige Shake ist eine schnelle Mahlzeit für zu Hause oder unterwegs.

Für 2 Portionen à 220 ml
Zubereitungszeit: 5 Min.

- 60 g Erdbeeren
- 1 Banane
- 50 g Magerquark
- 30 g Eiweißpulver (Whey, neutral)
- 30 g zarte Haferflocken
- 300 ml Haferdrink
- Salz
- 1 TL Honig oder Agavendicksaft (nach Belieben)

1 Erdbeeren, Banane, Magerquark und Eiweißpulver mit dem Pürierstab oder in einem Standmixer cremig pürieren.

2 Haferflocken, Haferdrink und 1 Prise Salz dazugeben und ca. 1 Min. weiter pürieren. Nach Bedarf mit 1 TL Honig oder Agavendicksaft süßen.

3 Den Shake auf zwei Gläser verteilen und genießen.

Variante: Der Shake kann auch mit Himbeeren, mit einer Beerenmischung oder nur mit Bananen zubereitet werden.

Tipps Die Zutaten sollten möglichst kalt sein, dann können Sie die HAWEI-Shakes sofort genießen.
Sie können die zweite Portion auch zu einem späteren Zeitpunkt trinken und in der Zwischenzeit im Kühlschrank aufbewahren.
Die Masse lässt sich in der Eismaschine auch zu einem cremigen Softeis verarbeiten.

Nährwerte pro Portion
189 kcal | 3 g F (0,7 g GFS) | 27 g KH | 12 g Z | 4 g BST | 13 g E | 0,2 g Salz | 0,8 g Beta-Glucan

VEGETARISCH / GLUTENFREI

HAWEI-Shake Gemüsebeet

Der grüne Powerdrink versorgt Sie jederzeit mit der Extraportion an gesundem Gemüse.

Für 2 Portionen à 220 ml

Zubereitungszeit: 5 Min.

- 60 g Grünkohl
- 1 Banane
- 50 g Magerquark
- 30 g Eiweißpulver (Whey, neutral)
- 30 g zarte Haferflocken
- 300 ml Haferdrink
- Salz
- 1 TL Honig oder Agavendicksaft (nach Belieben)

1 Grünkohl, Banane, Magerquark und Eiweißpulver mit dem Pürierstab oder in einem Standmixer cremig pürieren.

2 Haferflocken, Haferdrink und 1 Prise Salz dazugeben und ca. 1 Min. weiter pürieren. Den Shake nach Belieben mit 1 TL Honig oder Agavendicksaft süßen.

3 Den Shake auf zwei Gläser verteilen und genießen.

Variante: Sie können den Grünkohl auch durch andere Gemüsesorten wie etwa Brokkoli oder Spinat und Minze ersetzen.

Tipp Die Banane sorgt für eine cremige Konsistenz und eine angenehme Geschmacksbasis.

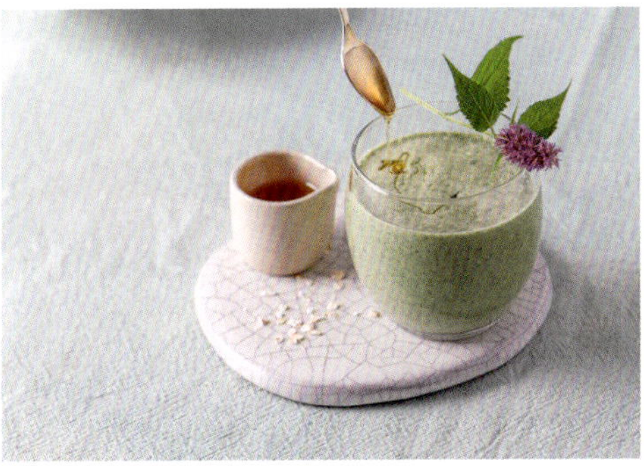

Das grüne Gemüse verleiht dem Shake eine frische Farbe.

Nährwerte pro Portion

190 kcal | 5 g F (0,8 g GFS) | 28 g KH | 11 g Z | 4 g BST | 17 g E | 0,4 g Salz | 0,8 g Beta-Glucan

VEGETARISCH / GLUTENFREI

Brot HAWEI

Das klassische Haferbrot mit mehr Eiweiß darf auf dem Frühstückstisch nicht fehlen.

Für ein Brot (800 g); pro Scheibe ca. 60 g
Zubereitungszeit: 15 Min.
Ruhezeit: 2 Std.
Backzeit: 70 Min.
Kühlzeit: 90 Min.

- 10 g frische Hefe
- 1 TL Honig
- 250 g zarte Haferflocken
- 250 g kernige Haferflocken
- 30 g Eiweißpulver (Whey, neutral)
- Salz
- 250 g Magerquark

1 Die Hefe in 100 ml lauwarmem Wasser auflösen und Honig hinzufügen.

2 In einer großen Schüssel die Haferflocken gut mit dem Eiweißpulver und 1 TL Salz vermengen. Magerquark, aufgelöste Hefe und weitere 100 ml lauwarmes Wasser dazugeben und alles zu einem homogenen Teig verkneten.

3 Den Teig abgedeckt 2 Std. ruhen lassen.

4 Den Backofen auf 180° (Ober-/Unterhitze) vorheizen.

5 Den Teig noch einmal gut durchkneten, dann zu einem Laib formen oder in eine Kastenform geben und auf der mittleren Schiene ca. 70 Min. backen.

6 Das fertige Brot aus dem Ofen nehmen und auf einem Kuchengitter auskühlen lassen.

Variante: Sie können das Brot nach Belieben mit 30 g Kernen oder gehackten Nüssen nach Wahl oder auch mit Kräutern anreichern.

Nährwerte pro Portion
132 kcal | 2 g F (0,4 g GFS) | 19 g KH | 1 g Z | 3 g BST | 7 g E | 0,4 g Salz | 1,3 g Beta-Glucan

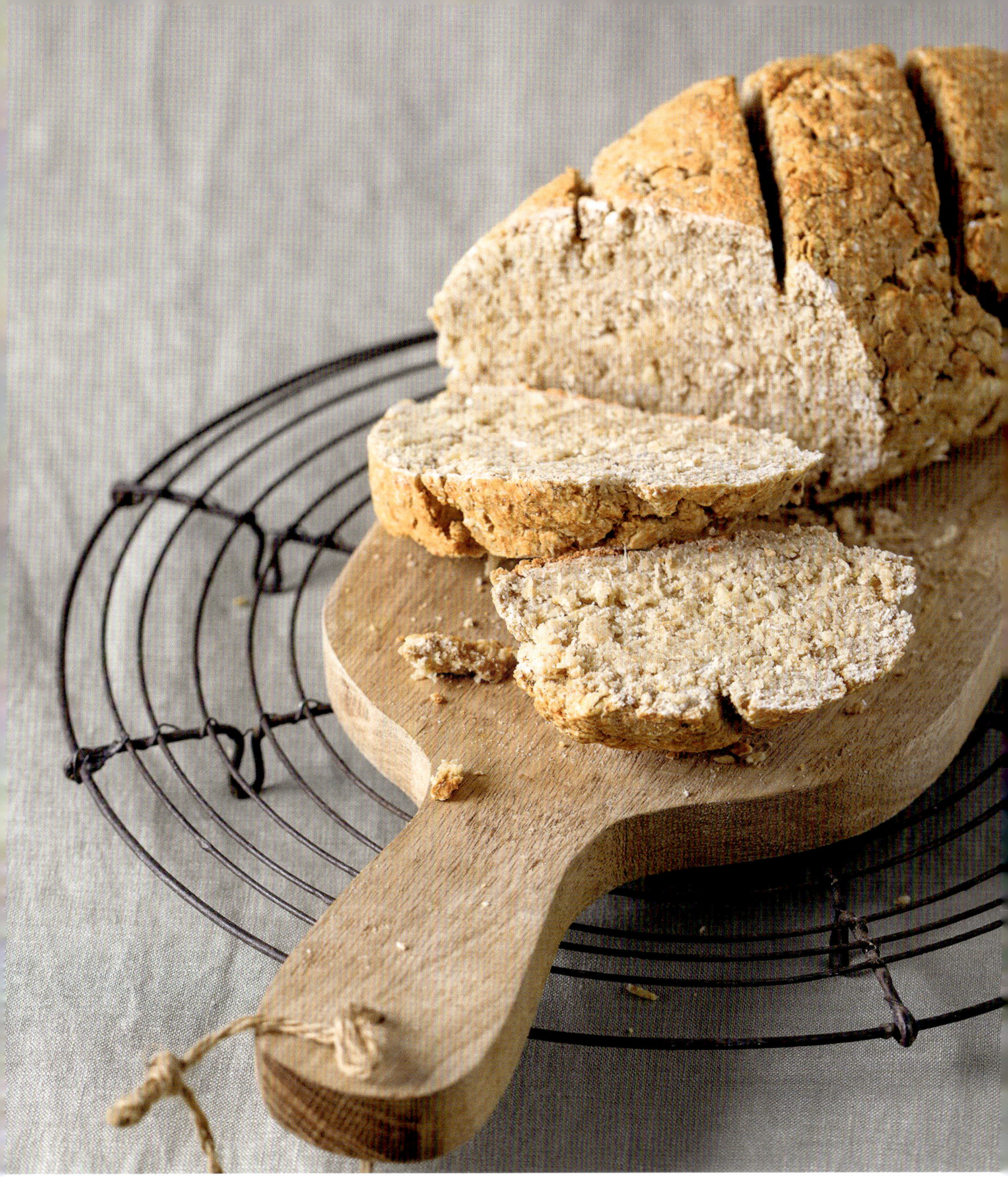

Tipp Stellen Sie zusätzlich ein feuerfestes Gefäß mit Wasser in den Ofen. Der Wasserdampf sorgt für eine krosse Kruste.

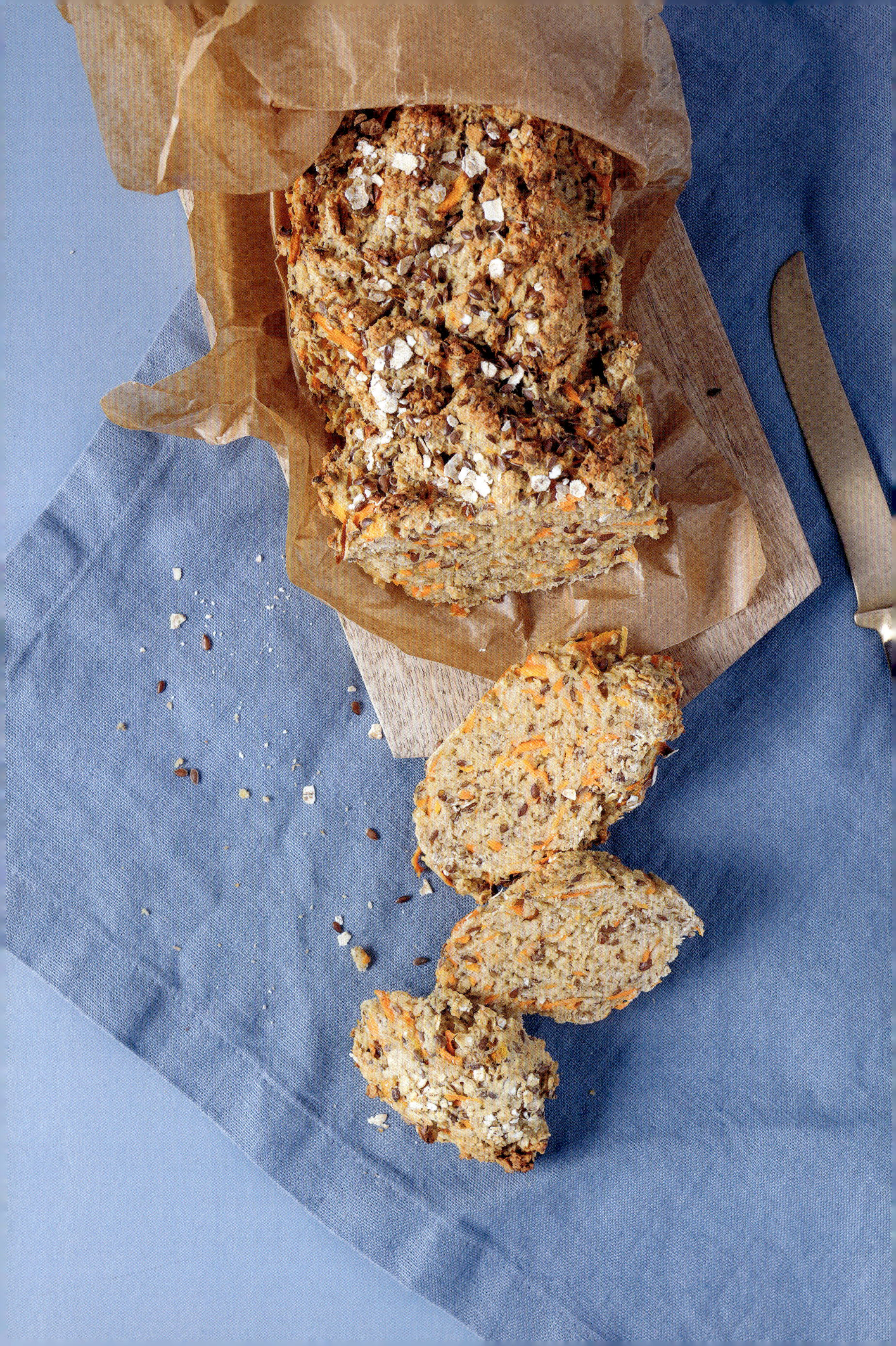

VEGETARISCH / GLUTENFREI

Hafer-Möhren-Quark-Brot

Dieses Rezept stammt aus meinem ersten Haferbuch – es enthält besonders viel Eiweiß und schmeckt einfach lecker.

Für 1 Brot (750 g); pro Scheibe 60 g
Zubereitungszeit: 10 Min.
Backzeit: 60 Min.

- 100 g Möhren
- 2 Eier
- 250 g Magerquark
- Salz
- 1 TL Backpulver
- 250 g zarte Haferflocken
- 25 g Leinsamen

Außerdem:

- 1 Kastenform (11 × 30 cm)

1 Den Backofen auf 180° (Ober-/Unterhitze) vorheizen. Die Kastenform mit Backpapier auslegen.

2 Möhren waschen, schälen und fein raspeln. Eier verquirlen, mit Magerquark, 1 TL Salz, Backpulver und Möhren vermengen. Haferflocken und Leinsamen gut unterrühren.

3 Die Masse in die Kastenform geben und auf der mittleren Schiene 50–60 Min. backen.

4 Das fertige Brot aus dem Ofen nehmen und auf einem Kuchengitter auskühlen lassen.

Varianten: Sie können das Brot ganz nach Geschmack mit gehackten Walnüssen, Chiasamen oder Saaten anreichern.
Statt der Möhren können Sie Zucchini verwenden.

Tipp Wickeln Sie das Brot in Backpapier ein, um es aufzubewahren. So bleibt es länger frisch.

Nährwerte pro Portion
116 kcal | 3 g F (0,6 g GFS) | 14 g KH | 1 g Z | 3 g BST | 7 g E | 0,5 g Salz | 0,9 g Beta-Glucan

Aufstriche und Dips

Die folgenden Rezepte eignen sich als Brotaufstrich, passen aber auch gut als Dip zu Gemüse.

VEGAN / GLUTENFREI

Hafer-Hummus

Für 1 Glas à 180 g; 9 Portionen à 20 g
Zubereitungszeit: 10 Min.

10 ml Haferdrink | 30 g zartschmelzende Haferflocken | 1 Dose weiße Bohnen (240 g Abtropfgewicht) | 10 g Tahin (Sesampaste) | 1 TL Zitronensaft | 1 Prise Knoblauchpulver | 1 Prise gemahlene Kurkuma | 1 Prise gemahlener Kreuzkümmel | Salz

Haferdrink mit den Haferflocken zu einer Paste rühren. Die Bohnen mit dem Pürierstab zu einer homogenen Masse mixen und mit der Haferflockenpaste vermengen. Tahin, Zitronensaft, Knoblauchpulver, Kurkuma, Kreuzkümmel und Salz dazugeben und gut untermischen.

Variante: Statt der Bohnen können Sie auch Kichererbsen verwenden.

Nährwerte pro Portion
40 kcal | 1 g F (0,1 g GFS) | 6 g KH | 0 g Z | 1 g BST | 2 g E | 0,2 g Salz | 0,2 g Beta-Glucan

VEGAN / GLUTENFREI

Mediterraner Haferaufstrich

Für 1 Glas à 240 g; 10 Portionen à 24 g
Zubereitungszeit: 10 Min. (mit vorgegarten Haferkörnern)

130 g weiße Bohnen (aus der Dose) | 3 getrocknete Tomaten (in Öl eingelegt) | 100 g gegarte Haferkörner | 1 EL italienische TK-Kräuter | ⅓ TL Knoblauchpulver | ⅓ TL Paprikapulver | Salz

Die Bohnen mit dem Pürierstab cremig mixen. Die getrockneten Tomaten abtropfen lassen und das Öl auffangen. Die Tomaten in feine Würfel schneiden und mit der Bohnenpaste vermischen. Gegarte Haferkörner, 1 TL Öl von den getrockneten Tomaten, Kräuter, Knoblauchpulver, Paprika und Salz dazugeben und alles gut miteinander verrühren.

Tipp Haferkörner lassen sich prima auf Vorrat garen (siehe Seite 68).

Nährwerte pro Portion
55 kcal | 1 g F (0,2 g GFS) | 9 g KH | 1 g Z | 2 g BST | 2 g E | 0,6 g Salz | 0,4 g Beta-Glucan

VEGAN / GLUTENFREI

Hafer-Linsen-Aufstrich

Für 1 Glas à 180 g; 9 Portionen à 20 g
Zubereitungszeit: 25 Min.

50 g rote Linsen | 40 g zartschmelzende Haferflocken | 20 ml Haferdrink | 1 Prise Currypulver | 1 Prise Zimtpulver | 1 Prise Knoblauchpulver | Pfeffer | Salz

Rote Linsen in einem Sieb gründlich abbrausen. Mit der doppelten Menge Wasser in einen Topf geben und in 15 Min. garen. In der Zwischenzeit Haferflocken mit dem Haferdrink zu einem Brei verrühren. Gekochte Linsen, Currypulver, Zimt, Knoblauchpulver, Pfeffer und Salz zu dem Brei geben und alles gut verrühren, bis eine cremige Konsistenz erreicht ist.

Tipp Garen Sie die doppelte Menge an roten Linsen und stellen Sie eine Portion in den Kühlschrank. Damit haben Sie vorgegarte Linsen für die Schnelle Tasse – HAWEI Linsen-Dal (siehe Seite 98).

Nährwerte pro Portion
62 kcal | 1 g F (0,1 g GFS) | 10 g KH | 0 g Z | 1 g BST | 3 g E | 0,4 g Salz | 0,3 g Beta-Glucan

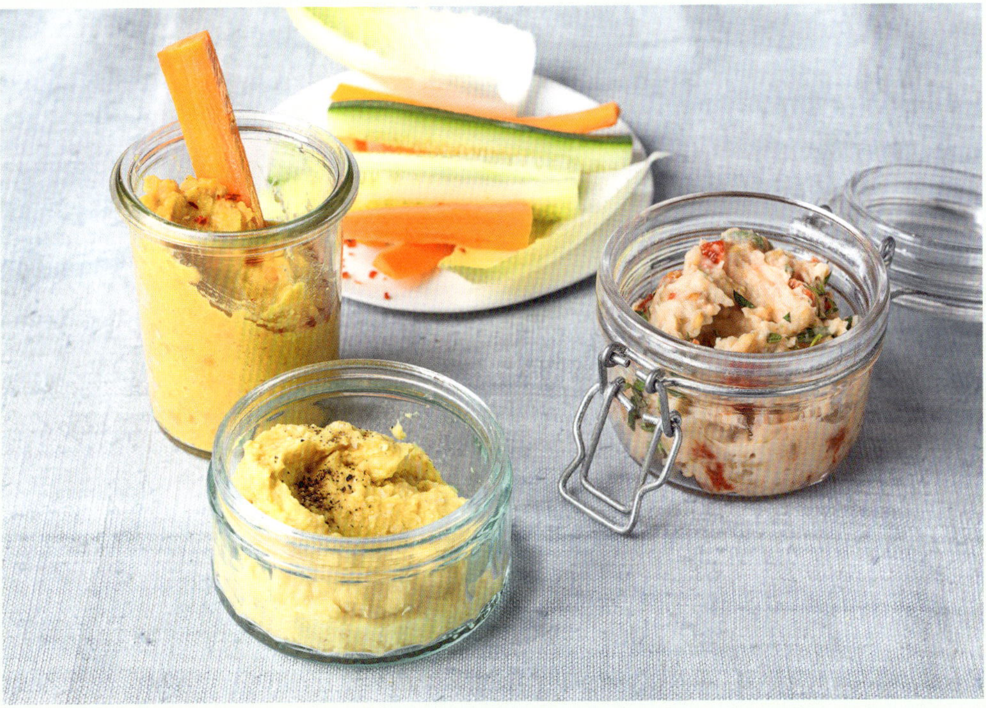

VEGETARISCH / GLUTENFREI

Brötchen »Magenfein«

Die Brötchen schmecken zum Frühstück oder als Burgerbrötchen. Leinsamen enthalten viele Ballaststoffe und gesunde Fettsäuren.

1 Hafermehl, Eiweißpulver, Leinsamen, Backpulver, Natron und 1 TL Salz miteinander verrühren. Eier und Quark dazugeben und alles zu einem glatten Teig verarbeiten.

2 Den Backofen auf 180° (Ober-/Unterhitze) vorheizen.

3 Aus dem Teig sieben Kugeln formen und auf einem mit Backpapier ausgelegten Backblech verteilen.

4 Die Brötchen mit Kürbiskernen bestreuen und im Ofen auf der mittleren Schiene in ca. 25 Min. goldbraun backen.

Variante: Wenn Sie die Verdauung noch zusätzlich in Schwung bringen möchten, geben Sie 1 TL Chiasamen in den Teig.

Tipps Noch schneller geht es mit einer Heißluftfritteuse, darin sind die Brötchen nach ca. 15 Min. fertig.
Hafermehl lässt sich auch ganz einfach selbst herstellen: Verarbeiten Sie 160 g zarte Haferflocken in einem Standmixer zu Mehl.

Für 6 Brötchen à 90 g
Zubereitungszeit: 10 Min.
Backzeit: 25 Min.

160 g Hafermehl
40 g Eiweißpulver (Whey, neutral)
2 EL Leinsamen
1 TL Backpulver
1 TL Natron
Salz
2 Eier
250 g Magerquark
10 g Kürbiskerne

Nährwerte pro Portion
185 kcal | 6 g F (1,3 g GFS) | 17 g KH | 1 g Z | 3 g BST | 15 g E | 1,1 g Salz | 1,1 g Beta-Glucan

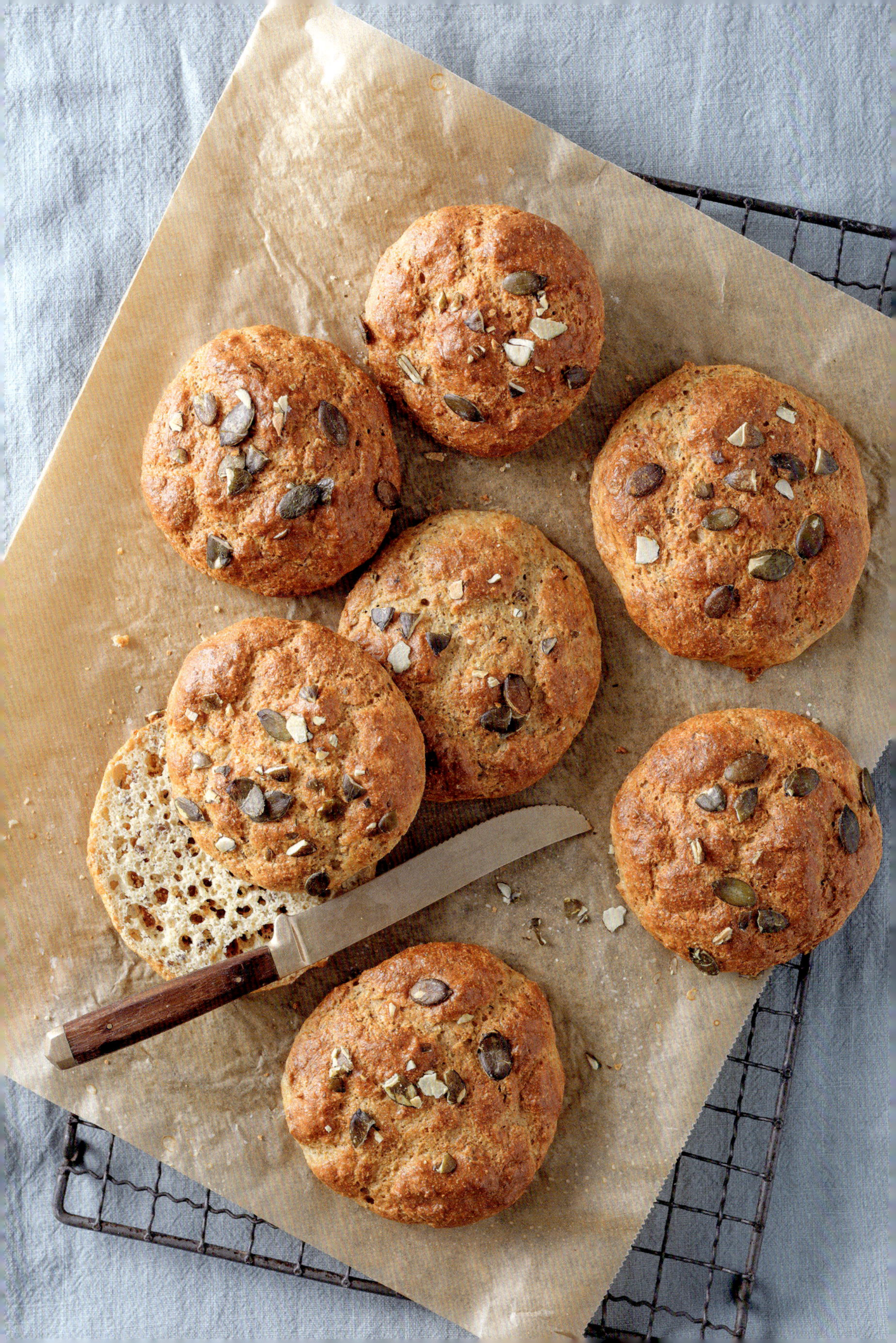

Schnelle Tasse HAWEI – süß

Leckere und gesunde Snacks für den Süßhunger – das Basisrezept kann mit beliebigen Zutaten erweitert werden.

VEGETARISCH / GLUTENFREI

Basisrezept für süße Varianten

Für 1 Portion à 170 g
Zubereitungszeit: 5 Min.

60 g zarte Haferflocken | 30 g Eiweißpulver | 1 TL Backpulver | 1 Prise Salz | 30 ml Haferdrink | 1 Ei

Zuerst die trockenen Zutaten miteinander vermischen, dann die feuchten Zutaten dazugeben und alles zu einem glatten Teig verrühren. Die Masse in eine breite Tasse oder Schale füllen und in der Mikrowelle auf höchster Stufe 3–4 Min. backen.

Variante: Statt Eiweißpulver kann 50 g Magerquark verwendet werden.

Nährwerte pro Portion
422 kcal | 12 g F (3,2 g GFS) | 37 g KH | 2 g Z | 6 g BST | 38 g E | 0,2 g Salz | 2,6 g Beta-Glucan

VEGETARISCH / GLUTENFREI

Schnelle Tasse HAWEI – Apfel-Zimt

Für 2 Portionen à 115 g
Zubereitungszeit: 7 Min.

½ Apfel | 60 g zarte Haferflocken | 30 g Eiweißpulver (Whey, neutral) | 1 TL Backpulver | 1 Prise Zimtpulver | Salz | 30 ml Haferdrink | 1 Ei | 1 TL Honig

Apfel waschen und bei Bedarf schälen, dann in kleine Stückchen schneiden oder fein reiben. Haferflocken mit Eiweißpulver, Backpulver, Zimt und 1 Prise Salz in einer Schüssel vermengen. Haferdrink, Ei und Honig dazugeben und alles zu einem Teig verrühren. Zum Schluss die Apfelstückchen unterheben. Den Teig in zwei breite Tassen füllen und in der Mikrowelle auf höchster Stufe 3–4 Min. backen.

Nährwerte pro Portion
222 kcal | 6 g F (1,5 g GFS) | 24 g KH | 8 g Z | 3 g BST | 17 g E | 0,1 g Salz | 1,2 g Beta-Glucan

VEGETARISCH / GLUTENFREI

Schnelle Tasse HAWEI – Banane-Erdnuss

Für 2 Portionen à 150 g
Zubereitungszeit: 7 Min.

60 g zarte Haferflocken | 30 g Eiweißpulver (Whey, neutral) | 1 TL Backpulver | 1 Banane | 1 Ei | 1 EL Erdnussmus | 30 ml Haferdrink | 1 TL Honig | Salz | Erdnüsse (nach Belieben)

Haferflocken mit Eiweißpulver und Backpulver in einer Schüssel mischen. Banane schälen und gut zerdrücken. Das Ei mit Erdnussmus, Banane, Haferdrink, Honig und 1 Prise Salz vermengen. Zum Haferflockenmix geben und alles zu einem glatten Teig verrühren. Den Teig auf zwei breite Tassen verteilen und in der Mikrowelle auf höchster Stufe 2–3 Min. backen. Die Tassenkuchen auf einen Teller stürzen und nach Belieben mit Erdnüssen garnieren.

Tipp Wenn Sie erst mal nur einen Kuchen genießen möchten, können Sie den Teig für die zweite Portion im Kühlschrank aufbewahren.

Nährwerte pro Portion
315 kcal | 9 g F (2,3 g GFS) | 35 g KH | 12 g Z | 5 g BST | 23 g E | 0,2 g Salz | 1,4 g Beta-Glucan

VEGETARISCH / GLUTENFREI

Schnelle Tasse HAWEI – Möhre-Orange

Für 2 Portionen à 130 g
Zubereitungszeit: 10 Min.

60 g zarte Haferflocken | 1 TL Backpulver | ½ TL Zimtpulver | Salz | 30 g Eiweißpulver (Whey, neutral) | 1 Möhre | 1 Bio-Orange | 30 ml Haferdrink | 1 Ei | 1 EL Agavendicksaft

Haferflocken mit Backpulver, Zimt, 1 Prise Salz und Eiweißpulver in einer Schüssel vermengen. Möhre waschen, schälen und raspeln. Orangenschale abreiben und einen halben Teelöffel Abrieb zur Seite stellen. Die Orange halbieren und eine Hälfte auspressen. Haferdrink mit Ei, Agavendicksaft, geraspelter Möhre, 1 EL Orangensaft und dem Orangenabrieb vermengen. Zum Haferflockenmix geben und alles zu einem homogenen Teig verrühren. Den Teig in zwei breite Tassen füllen und in der Mikrowelle auf höchster Stufe 3–4 Min. backen. Den Kuchen auf einen Teller stürzen und mit dem restlichen Orangenabrieb garnieren.

Nährwerte pro Portion
255 kcal | 7 g F (2,0 g GFS) | 25 g KH | 3 g Z | 4 g BST | 22 g E | 0,1 g Salz | 1,6 g Beta-Glucan

VEGETARISCH / GLUTENFREI

Svenjas Frühstücks-Cheesecake

Dieser leckere, cremige Käsekuchen zum Frühstück ist etwas ganz Besonderes – und im Handumdrehen fertig.

Für 1 Portion à 200 g

Zubereitungszeit: 5 Min.

- 2 EL leicht lösliche Haferkleieflocken
- 30–40 ml Haferdrink
- 1 Ei
- 3 EL Magerquark
- 1 TL Erythrit
- 10 ml Agavendicksaft

1 Haferkleieflocken mit Haferdrink verrühren. Ei, Quark, Erythrit und Agavendicksaft dazugeben und alles zu einer homogenen Masse vermengen.

2 Die Masse in eine breite Tasse oder eine mikrowellengeeignete Schale geben und in der Mikrowelle auf höchster Stufe 3–4 Min. backen.

Varianten: Nach Geschmack 10 g Zartbitterschokoladenstückchen oder 30 g Beeren unterheben.
Als Topping können Sie eine kleine Menge Beeren im Topf oder in der Mikrowelle mit etwas Agavendicksaft erhitzen, bis ein Kompott entsteht.

Tipp Wenn der Cheesecake direkt aus der Mikrowelle kommt, ist er sehr cremig. Er wird etwas fester, wenn er eine Weile im Kühlschrank abkühlen kann.

Nährwerte pro Portion
231 kcal | 7 g F (1,9 g GFS) | 24 g KH | 9 g Z | 3 g BST | 19 g E | 0,2 g Salz | 1,4 g Beta-Glucan

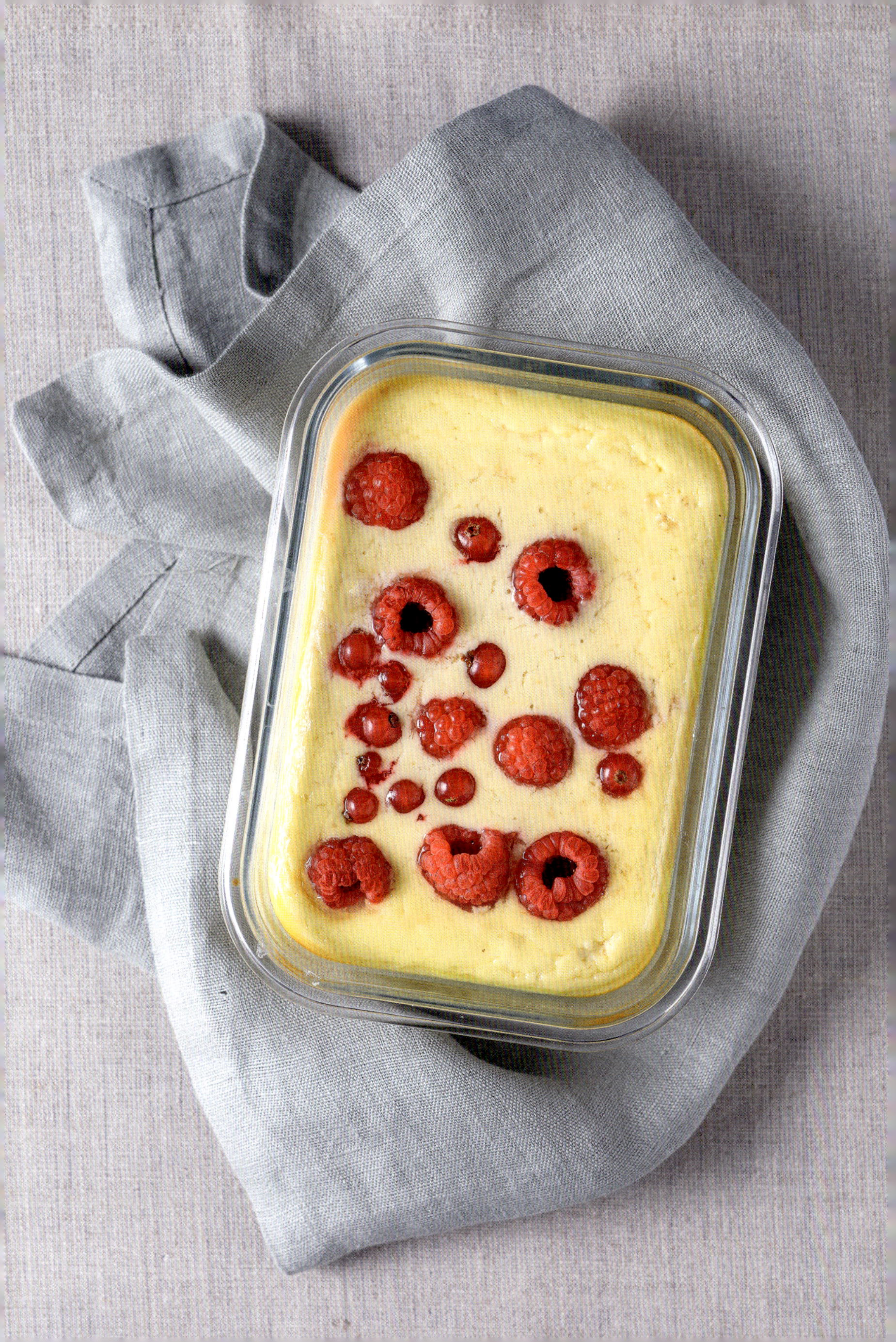

Schnelle Tasse HAWEI – herzhaft

Die herzhaften Tassenkuchen sind ein perfekter Snack für zwischendurch. Das Basisrezept kann mit beliebigen Zutaten erweitert werden.

VEGETARISCH / GLUTENFREI

Basisrezept für herzhafte Varianten

Für 1 Portion à 120 g
Zubereitungszeit: 6 Min.

80 g gegarte Haferkörner | 1 Ei | 1 Prise Knoblauchpulver | Pfeffer | Salz

Haferkörner mit Ei, Knoblauchpulver, Pfeffer, Salz und weiteren Zutaten mischen. In eine breite Tasse füllen und in der Mikrowelle auf höchster Stufe 3–4 Min. backen.

Tipp Damit es wirklich schnell geht, werden die Haferkörner vorgegart (siehe Seite 68). Für die »Schnelle Tasse«-Rezepte brauchen Sie jeweils 25 g Haferkörner, das entspricht ca. 80 g gegarten Haferkörnern.

Nährwerte pro Portion
308 kcal | 11 g F (2,7 g GFS) | 39 g KH | 1 g Z | 7 g BST | 14 g E | 0,1 g Salz | 3,1 g Beta-Glucan

VEGETARISCH / GLUTENFREI

Schnelle Tasse HAWEI – Linsen-Dal

Für 1 Portion à 230 g
Zubereitungszeit: 5 Min.

80 g gegarte Haferkörner | 100 g gegarte rote Linsen | 1 Prise Knoblauchpulver | 1 Prise Currypulver | Pfeffer | Salz | 50 ml Kokosmilch | 1 Ei

Haferkörner, Linsen, Knoblauchpulver, Curry, Pfeffer und Salz in eine Schüssel geben und vermengen. Kokosmilch und Ei dazugeben und nochmals gut verrühren. Die Masse in eine breite Tasse füllen und in der Mikrowelle auf höchster Stufe 5 Min. backen.

Nährwerte pro Portion
449 kcal | 20 g F (10,3 g GFS) | 53 g KH | 2 g Z | 9 g BST | 20 g E | 0,1 g Salz | 2,9 g Beta-Glucan

VEGETARISCH / GLUTENFREI

Schnelle Tasse HAWEI – Brokkoli

Für 1 Portion à 280 g
Zubereitungszeit: 10 Min.

100 g Brokkoli | 1 Ei | 50 g Magerquark | 80 g gegarte Haferkörner | 1 Prise Knoblauchpulver | Pfeffer | Salz

Brokkoli waschen, in kleine Röschen schneiden, mit etwas Wasser in einen Topf geben und in 3–5 Min. garen. Währenddessen in einer Schüssel das Ei mit dem Quark verrühren. Gegarte Haferkörner, Knoblauchpulver, Pfeffer und Salz und den Brokkoli dazugeben und alles gut vermengen. Die Masse in eine breite Tasse füllen und in der Mikrowelle auf höchster Stufe etwa 5 Min. backen.

Variante: Statt Brokkoli kann auch ein anderes Gemüse verwendet werden, zum Beispiel Blumenkohl, Möhren, Lauch, Erbsen oder Mais (aus der Dose).

Tipp Das Gericht auf einen Teller stürzen und mit einem frischen Beilagensalat garnieren.

Nährwerte pro Portion
406 kcal | 11 g F (3,4 g GFS) | 48 g KH | 6 g Z | 11 g BST | 25 g E | 0,3 g Salz | 3,4 g Beta-Glucan

GLUTENFREI

Schnelle Tasse HAWEI – Hähnchencurry

Für 1 Portion à 210 g
Zubereitungszeit: 10 Min.

80 g Hähnchenbrustfilet | 1 TL Öl | 80 g gegarte Haferkörner | 1 Ei | 50 ml Kokosmilch | 1 TL Currypulver | 1 Prise Knoblauchpulver | Pfeffer | Salz

Das Hähnchenbrustfilet in kleine Stücke schneiden. Das Öl in einer Pfanne erhitzen und das Fleisch darin anbraten. Gebratene Hähnchenbrust mit sämtlichen weiteren Zutaten in einer Schüssel verrühren. Die Masse in eine breite Tasse füllen und in der Mikrowelle auf höchster Stufe 5 Min. backen.

Variante: Für die Extraportion Gemüse können Sie je 30 g TK-Erbsen oder Mais (aus der Dose) hinzufügen.

Nährwerte pro Portion
445 kcal | 21 g F (11,3 g GFS) | 36 g KH | 2 g Z | 6 g BST | 27 g E | 0,1 g Salz | 2,8 g Beta-Glucan

GLUTENFREI

Salat »Café Med« mit Haferbällchen

Diesen Salat esse ich oft in meinem Lieblingsrestaurant Café Med und blicke dabei auf den Münsteraner Hafen. Hier wird er mit Haferbällchen garniert.

Für 2 Portionen à 450 g
Zubereitungszeit: 30 Min.

Für den Salat:

2 Eier
150 g Thunfisch im eigenen Saft
250 g Lollo rosso
200 g Tomaten
20 g Oliven (entsteint)
Sardellen (nach Belieben)

Für die Haferbällchen:

1 kleine Schalotte
20 g Gouda
30 g Parmesan
60 g Haferkleie
60 ml Haferdrink
½ TL Paprikapulver
Pfeffer, Salz
½ TL Butter

1 Für die Haferkleie-Käse-Bällchen die Schalotte schälen und würfeln, Gouda und Parmesan reiben und alles mit Haferkleie und Haferdrink in eine Schüssel geben. Mit Paprikapulver, Pfeffer und Salz würzen und alles gut vermengen. Die Masse flach an den Schüsselboden drücken und 20 Min. ruhen lassen.

2 In der Zwischenzeit die Eier ca. 7 Min. kochen, danach mit kaltem Wasser abschrecken, abkühlen lassen, schälen und vierteln.

3 Thunfisch abtropfen lassen, Salat putzen, waschen und in mundgerechte Stücke rupfen. Tomaten waschen, den Stielansatz entfernen und die Tomaten klein schneiden.

4 Salat, Tomaten und Oliven in einer großen Schüssel mit dem Dressing (siehe Tipp) vermengen.

5 Die Haferkleie-Käse-Masse mit angefeuchteten Händen zu sechs bis acht Bällchen formen. Das Fett in einer beschichteten Pfanne erhitzen und darin die Bällchen goldbraun anbraten.

6 Den Salat auf zwei große Teller geben, Thunfisch und nach Belieben ein paar Sardellen darauf verteilen. Mit Eiern und Haferkleie-Käse-Bällchen garnieren.

Nährwerte pro Portion
421 kcal | 19 g F (6,7 g GFS) | 21 g KH | 6 g Z | 8 g BST | 38 g E | 1,8 g Salz | 2 g Beta-Glucan

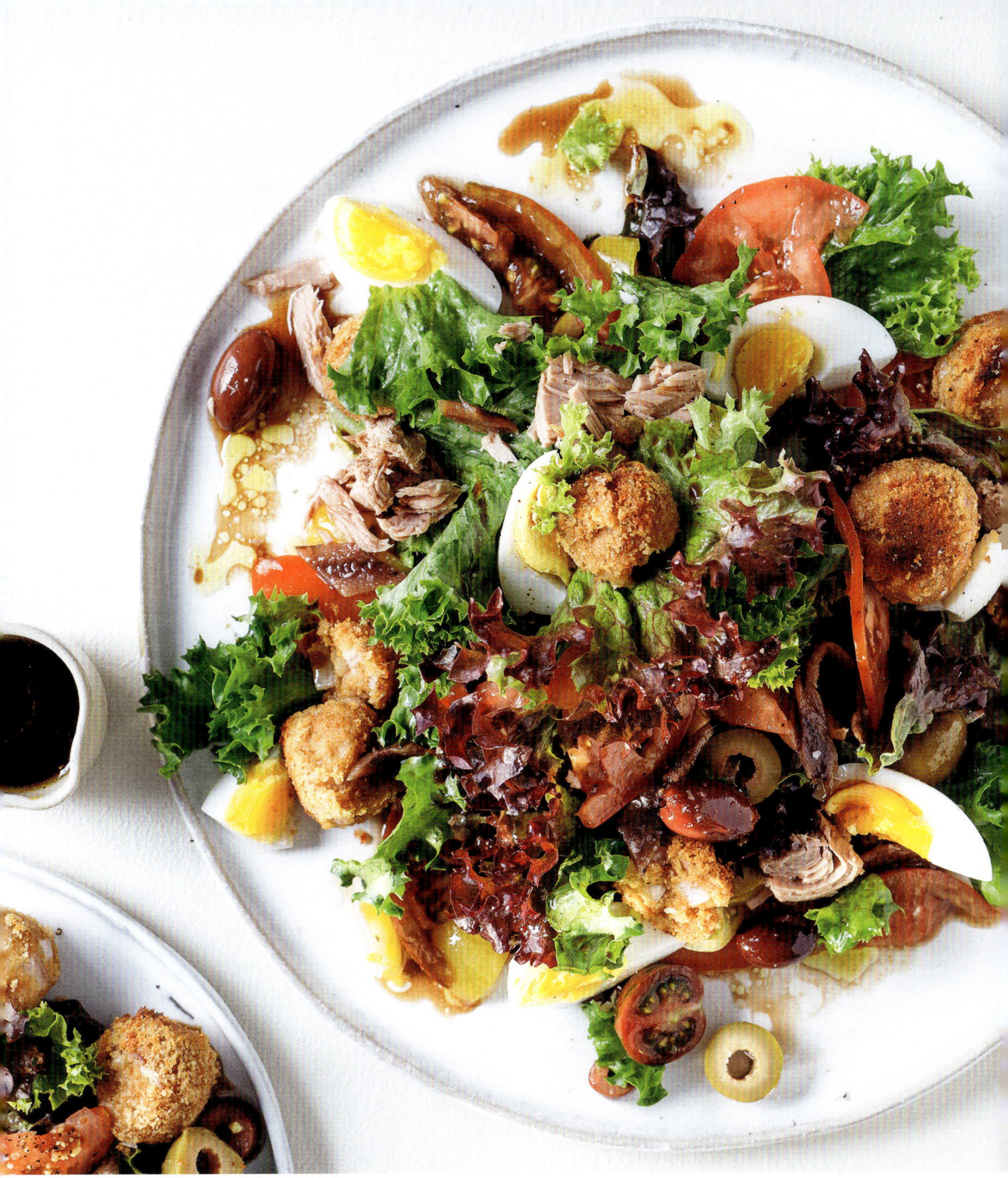

Tipp Der Salat wird mit einem Dressing nach Wahl vermischt. Rezepte finden Sie auf den Seiten 104–105.

GLUTENFREI

Salat »Alam« mit Granola

Ein Dankeschön an Alam für viele kulinarische Höhepunkte direkt am Münsteraner Hafen. Für dieses Buch habe ich den Salat mit leckerem Granola ergänzt.

Für 2 Portionen à 400 g
Zubereitungszeit: 20 Min.

1 EL Rapsöl
200 g Hähnchenbrustfilet
Pfeffer
Salz
100 g Kirschtomaten
125 g Mozzarella
100 g Möhren
250 g gemischter Blattsalat
2 EL Herzhaftes Granola (siehe Seite 81)

1 Das Öl in einer beschichteten Pfanne erhitzen. Darin die Hähnchenbrust kräftig anbraten, mit Pfeffer und Salz würzen und in Streifen schneiden.

2 Kirschtomaten waschen und halbieren. Mozzarella in Scheiben schneiden. Möhren waschen, schälen und fein raspeln. Den Salat waschen, in der Salatschleuder trocknen und in Stücke rupfen.

3 Salat, Tomaten, Mozzarella und Möhren auf zwei großen Tellern anrichten. Ein Dressing darüberträufeln (siehe Tipp) und die Hähnchenbruststreifen darauf verteilen. Zum Schluss das Herzhafte Granola darüberstreuen.

Variante: Die Hähnchenbrust wird noch krosser, wenn sie vor dem Braten mariniert wird. Dafür das Fleisch in einem tiefen Teller oder einem Gefrierbeutel mit etwas Öl sowie Gewürzen und frischen Kräutern nach Geschmack mischen und mindestens 1 Std. marinieren.

Tipp Der Salat wird mit einem Dressing nach Wahl vermischt, Rezepte finden Sie auf Seite den Seiten 104–105. Zu diesem Salat empfehle ich das Fruchtige Haferdressing.

Nährwerte pro Portion
419 kcal | 24 g F (8,7 g GFS) | 11 g KH | 7 g Z | 5 g BST | 38 g E | 0,4 g Salz | 0,4 g Beta-Glucan

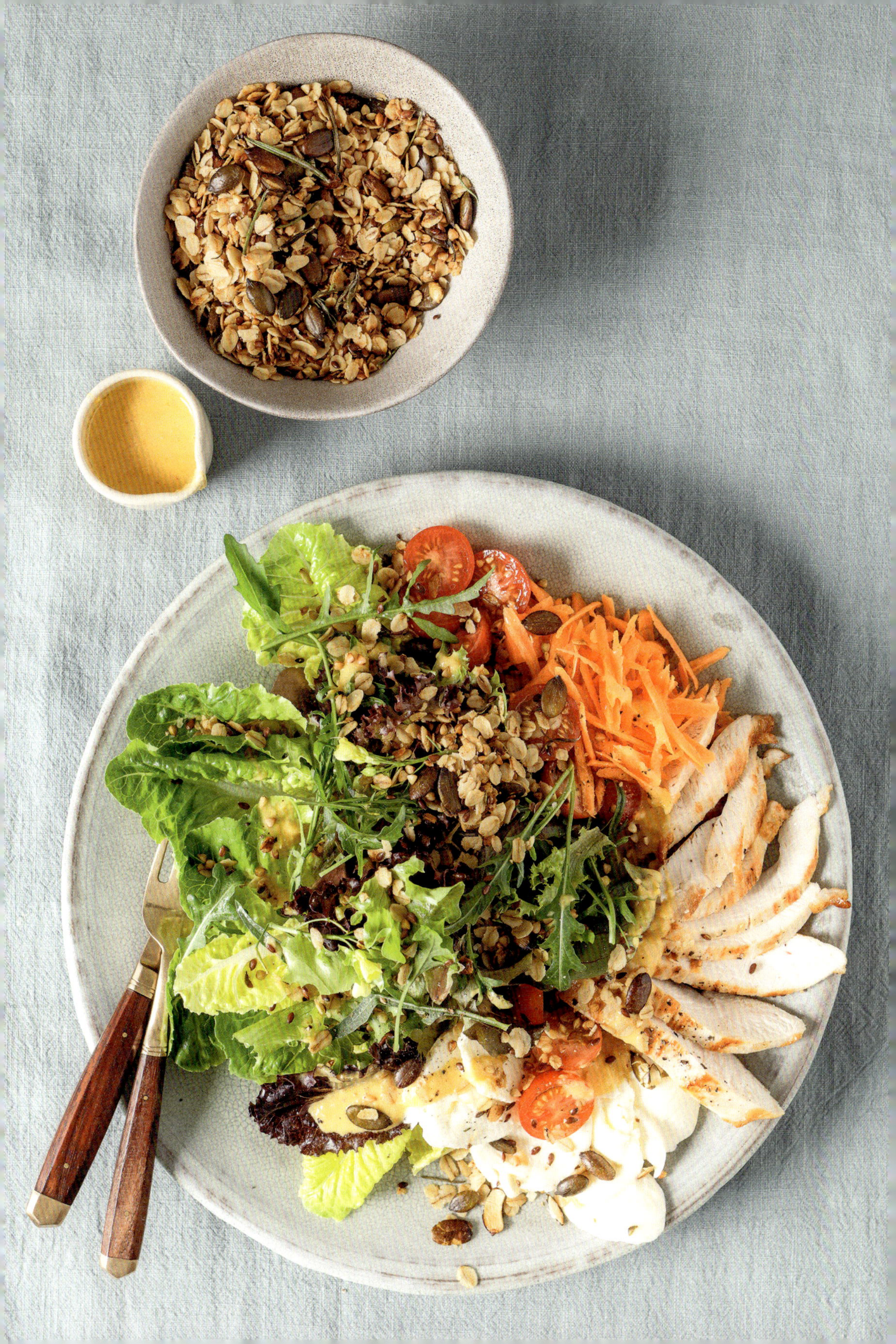

Dressings

Diese Dressings sind die Hafervarianten klassischer Rezepte. Sie bieten eine gute Auswahl für jede Art von Salat.

VEGETARISCH / GLUTENFREI

Balsamico-dressing

Für 150 ml Dressing; 5 Portionen à 30 ml
Zubereitungszeit: 5 Min.

frische Kräuter (z. B. Petersilie, Schnittlauch und Basilikum) | 50 ml Aceto balsamico | 60 ml Olivenöl | ½ TL Honig | Pfeffer | Salz

Kräuter waschen, trocken tupfen, Blätter abzupfen und fein hacken. Essig und Öl in eine Schale geben und gut verrühren. Honig und Kräuter unterrühren, mit Pfeffer und Salz würzen.

Tipps In einem gut verschlossenen Gefäß hält sich das Dressing im Kühlschrank 1–2 Wochen.
So geht es noch schneller: Alle Zutaten in ein verschließbares Glas geben und kräftig schütteln.

Nährwerte pro Portion
132 kcal | 12 g F (1,4 g GFS) | 6 g KH | 5 g Z | 0 g BST | 0 g E | 0,6 g Salz | 0,2 g Beta-Glucan

VEGAN / GLUTENFREI

Fruchtiges Haferdressing

Für 150 ml Dressing; 5 Portionen à 30 ml
Zubereitungszeit: 5 Min.

½ rote Zwiebel | 1 Mandarine | 20 g zartschmelzende Haferflocken | 20 ml Haferdrink | 15 ml Zitronensaft | 1 TL Gemüsebrühe | 1 TL Senf | Pfeffer | Salz | 10 ml Olivenöl

Zwiebel schälen und klein schneiden. Mandarine mit einer Zitronenpresse entsaften. Die Zwiebel zusammen mit sämtlichen anderen Zutaten in ein hohes Gefäß füllen und mit dem Pürierstab gründlich mixen.

Tipp Das Dressing hält sich in einem verschließbaren Glas im Kühlschrank bis zu 5 Tage.

Nährwerte pro Portion
57 kcal | 3 g F (0,4 g GFS) | 5 g KH | 1 g Z | 1 g BST | 1 g E | 0,5 g Salz | 0,3 g Beta-Glucan

VEGETARISCH / GLUTENFREI

Hafer-Joghurt-Senf-Dressing

Für 150 ml Dressing; 5 Portionen à 30 ml
Zubereitungszeit: 2 Min.

2 EL zartschmelzende Haferflocken | 100 g Joghurt | 10 ml Zitronensaft | 1 TL Senf | 1 TL Olivenöl | Pfeffer | Salz

Sämtliche Zutaten in eine Schüssel geben und gründlich miteinander vermengen.

Tipp Das Dressing eignet sich auch hervorragend als Dip für Gemüsesticks. In einem verschließbaren Glas hält es sich im Kühlschrank bis zu 3 Tage.

Nährwerte pro Portion
32 kcal | 1 g F (0,1 g GFS) | 2 g KH | 1 g Z | 0 g BST | 1 g E | 0,3 g Salz | 0,1 g Beta-Glucan

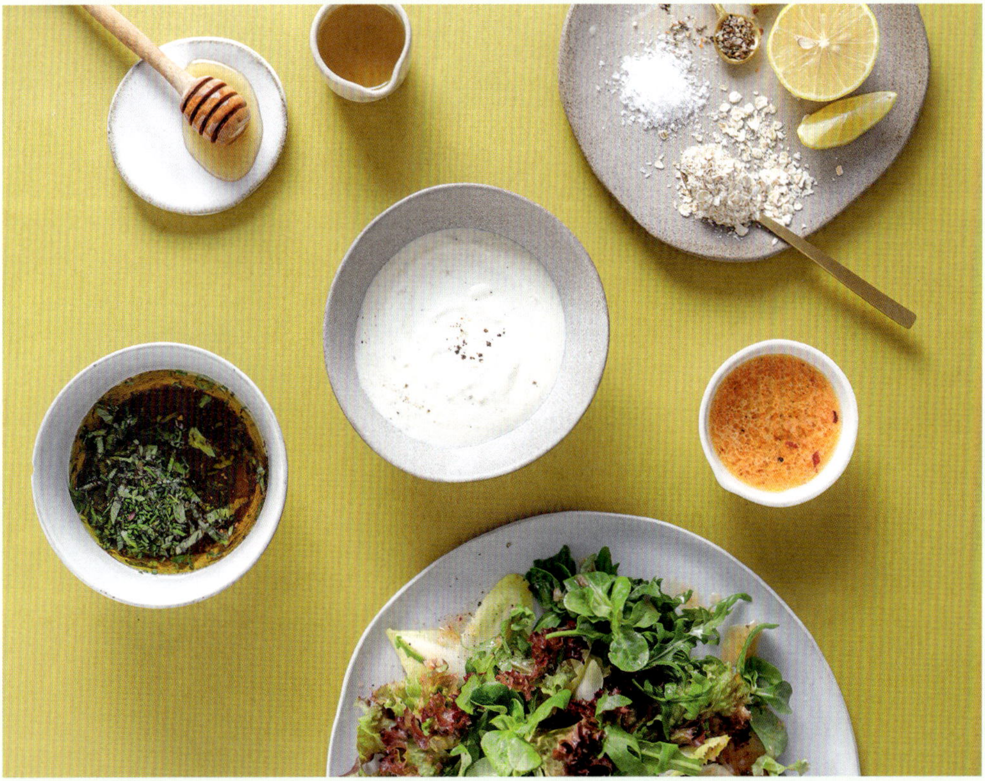

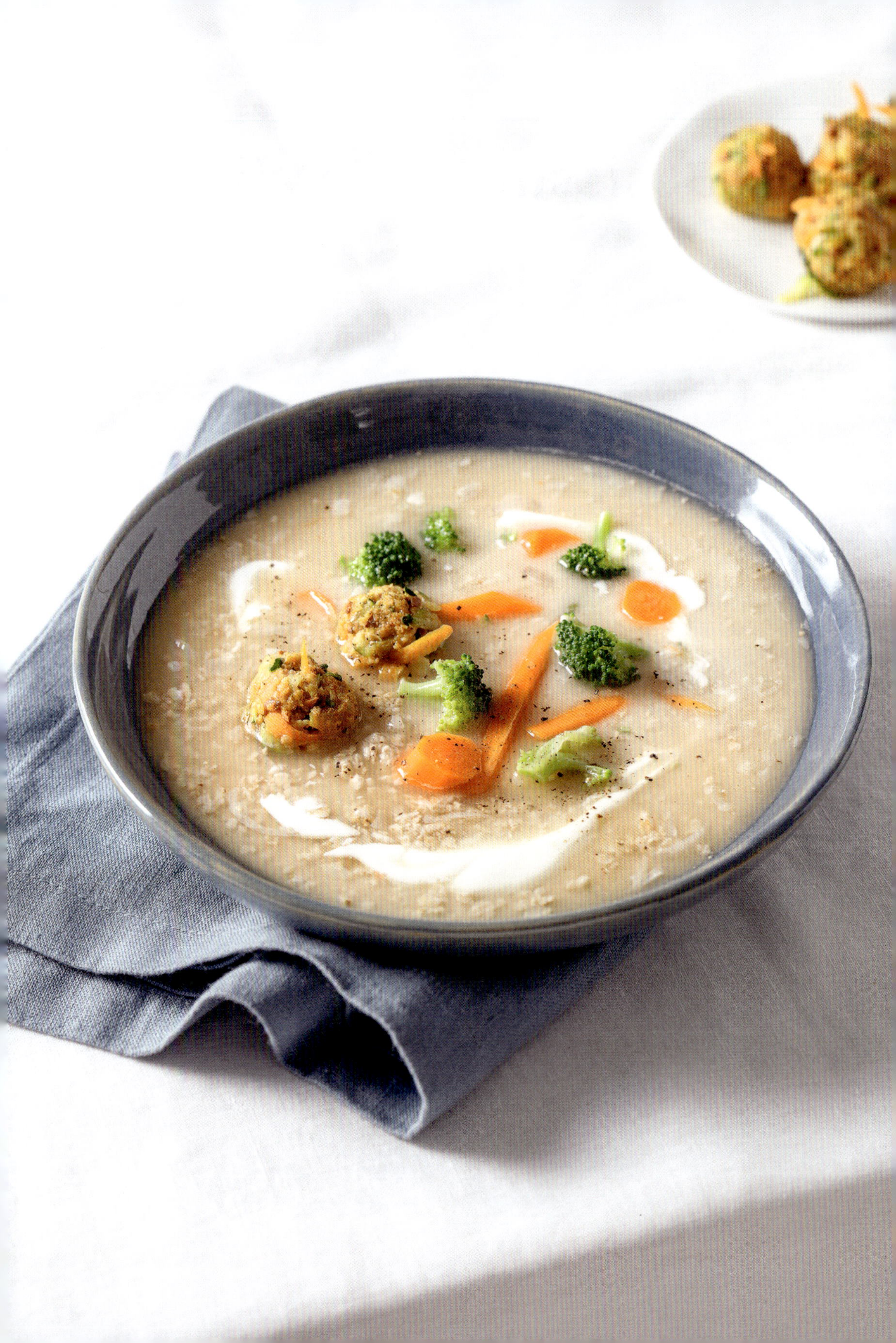

VEGETARISCH / GLUTENFREI

Basissuppe HAWEI

Darauf lässt sich aufbauen – dieses Basisrezept kann je nach Vorliebe verändert und erweitert werden.

Für 2 Portionen à 400 ml
Zubereitungszeit: 20 Min.

- 1 kleine Zwiebel
- 1 Knoblauchzehe
- 1 EL Rapsöl
- 100 g zarte Haferflocken
- 600 ml Gemüsebrühe
- Pfeffer
- Salz
- 110 g Magerquark

1 Zwiebel und Knoblauch schälen und klein schneiden. Das Öl in einem Topf erhitzen, darin Zwiebel und Knoblauch zusammen mit den Haferflocken kurz anrösten.

2 Mit der Gemüsebrühe ablöschen und kurz aufkochen. Leicht pfeffern und salzen, dann unter gelegentlichem Rühren 5 Min. bei mittlerer Hitze köcheln lassen. Mit einem Pürierstab kurz durchmixen.

3 Den Quark mit 50 ml Wasser cremig rühren, in die Suppe geben und gut verrühren. Die Suppe soll nicht mehr kochen.

4 Die Basis ist somit fertig und kann beliebig erweitert werden, zum Beispiel mit einer Gemüseeinlage oder mit Haferklößchen (siehe Seite 120).

Variante: Für eine Brokkolicremesuppe 200 g Brokkoli waschen und klein schneiden. In die Suppe geben, bevor der Quark eingerührt wird, mindestens 5 Min. garen, dann nochmals pürieren. Das funktioniert auch mit Blumenkohl, Zucchini, Möhren oder Lauch.

Tipp Die Basissuppe lässt sich ca. 3 Tage im Kühlschrank aufbewahren. Sie wird mit der Zeit etwas fester, beim Erwärmen einfach ein wenig Wasser zugeben.

Nährwerte pro Portion
262 kcal | 8 g F (0,8 g GFS) | 32 g KH | 3 g Z | 5 g BST | 13 g E | 3,2 g Salz | 2,1 g Beta-Glucan

VEGETARISCH / GLUTENFREI

Tomatensuppe mit Hafereinlage

Diese mediterrane Tomatensuppe ist nicht nur bei Kindern beliebt. Sie wärmt und hält lange satt.

1 Haferkörner in einem Sieb abbrausen, mit der dreifachen Menge Wasser in einen Topf geben, aufkochen und in 30–40 Min. garen.

2 In der Zwischenzeit Zwiebel und Knoblauch schälen und klein schneiden.

3 In einem Topf das Öl erhitzen, darin die Zwiebel glasig werden lassen. Mit Oregano, Basilikum, Majoran, Thymian, Pfeffer und Salz würzen und ca. 1 Min. weiter anbraten. Knoblauch, stückige Tomaten, Zucker und Gemüsebrühe dazugeben und 15 Min. köcheln lassen.

4 Die Suppe vom Herd nehmen und mit dem Pürierstab mixen. Die Hafersahne mit dem Eiweißpulver vermengen und in die Suppe einrühren. Erneut erhitzen, aber nicht mehr aufkochen.

5 Zum Schluss die gegarten Haferkörner dazugeben und 5 Min. ziehen lassen.

Varianten: Statt der einzelnen Kräuter können Sie auch eine italienische Kräutermischung verwenden. Mit ½ TL Chilipulver bekommt die Suppe eine pikante Note.

Für 4 Portionen à 300 ml
Zubereitungszeit: 50 Min.

70 g Haferkörner (siehe Seite 62)
1 Zwiebel
2–3 Knoblauchzehen
1 TL Rapsöl
½ TL Oregano
½ TL Basilikum
½ TL Majoran
½ TL Thymian
Pfeffer
Salz
1 Dose stückige Tomaten (400 g)
1 Prise Zucker
400 ml Gemüsebrühe
100 ml Hafersahne
30 g Eiweißpulver (Whey, neutral)

Nährwerte pro Portion
252 kcal | 6 g F (1,2 g GFS) | 33 g KH | 6 g Z | 6 g BST | 12 g E | 0,9 g Salz | 2,4 g Beta-Glucan

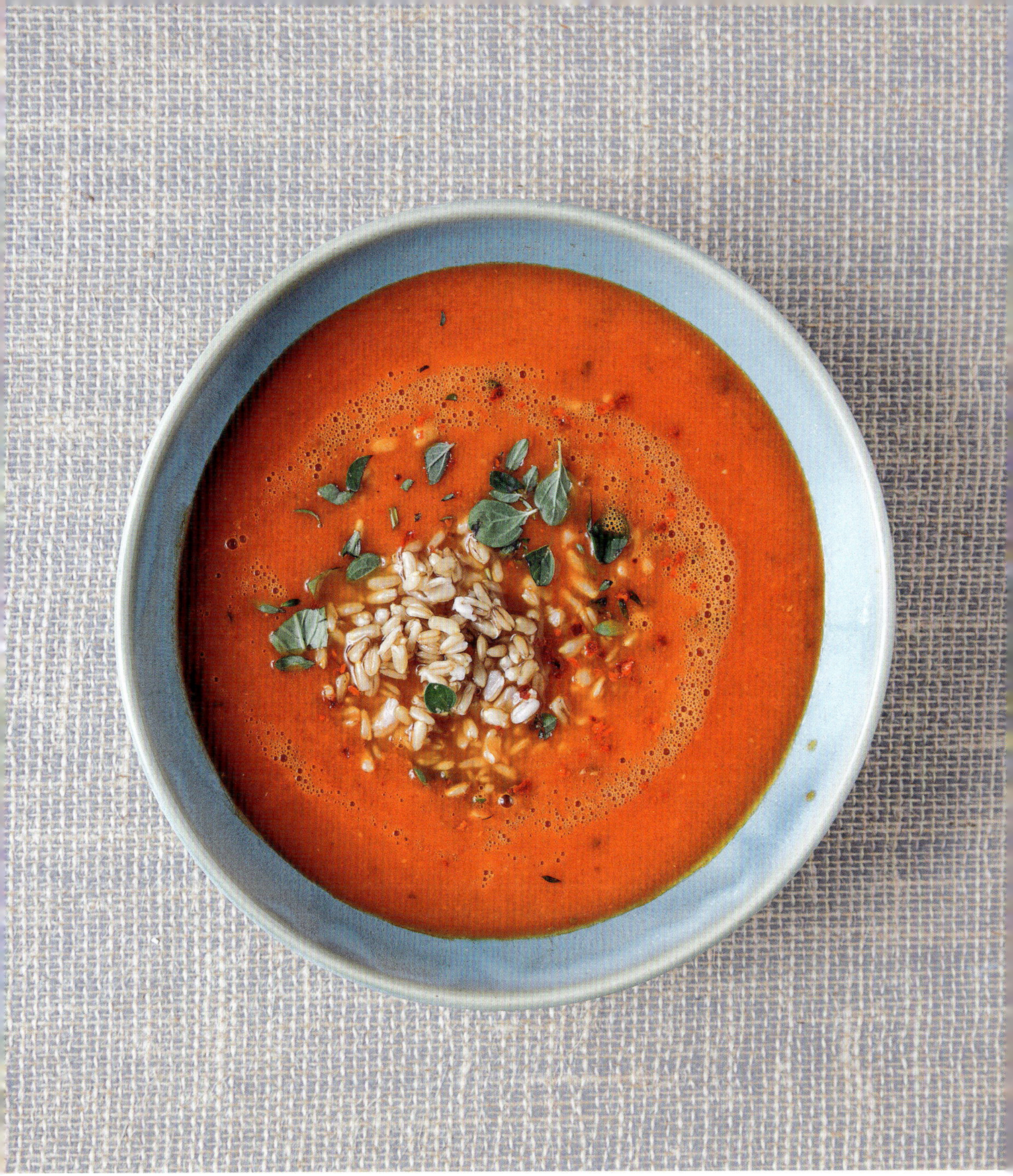

Tipp Ist Suppe übrig geblieben, lassen Sie den Rest am nächsten Tag 10–15 Min. einkochen. Das Ergebnis ist eine hervorragende Tomatensauce, die zum Beispiel zu den Haferspätzle (siehe Seite 123) serviert werden kann.

VEGETARISCH / GLUTENFREI

Hafer-Kichererbsen-Eintopf

Orient meets Hafer! Kichererbsen sind ballaststoff- sowie eiweißreich und lassen sich prima mit Haferkörnern kombinieren.

Für 3 Portionen à 330 g
Zubereitungszeit: 50 Min.

70 g Haferkörner (siehe Seite 62)
1 Aubergine
1–2 Zwiebeln
2 Knoblauchzehen
1 EL Rapsöl
200 ml Gemüsebrühe
200 g passierte Tomaten
2 EL Tomatenmark
1 EL Zitronensaft
1 TL Agavendicksaft
100 g Kichererbsen (aus der Dose)
¼ TL gemahlener Koriander
¼ TL gemahlener Kümmel
½ TL Paprikapulver
¼ TL gemahlene Kurkuma
¼ TL gemahlener Kreuzkümmel
¼ TL Pfeffer, Salz

1 Haferkörner in einem Sieb abbrausen, mit der dreifachen Menge Wasser in einen Topf geben, aufkochen und in 30–40 Min. garen.

2 Die Aubergine waschen, putzen und in Stücke schneiden. Zwiebeln und Knoblauch schälen und fein würfeln.

3 Das Öl in einem Topf erhitzen, darin Aubergine, Zwiebeln und Knoblauch anbraten.

4 Mit Gemüsebrühe ablöschen. Passierte Tomaten, Tomatenmark, Zitronensaft, Agavendicksaft und Kichererbsen dazugeben und ca. 15 Min. köcheln lassen. Gewürze hinzufügen und den Eintopf weitere 5 Min. köcheln lassen.

5 Zum Schluss die gekochten Haferkörner hinzufügen und 5 Min. ziehen lassen.

Tipp Statt der einzelnen Gewürze können Sie auch eine fertige orientalische Gewürzmischung verwenden, zum Beispiel Ras el Hanout.

Nährwerte pro Portion
330 kcal | 8 g F (1,1 g GFS) | 50 g KH | 13 g Z | 11 g BST | 12 g E | 2,1 g Salz | 2,5 g Beta-Glucan

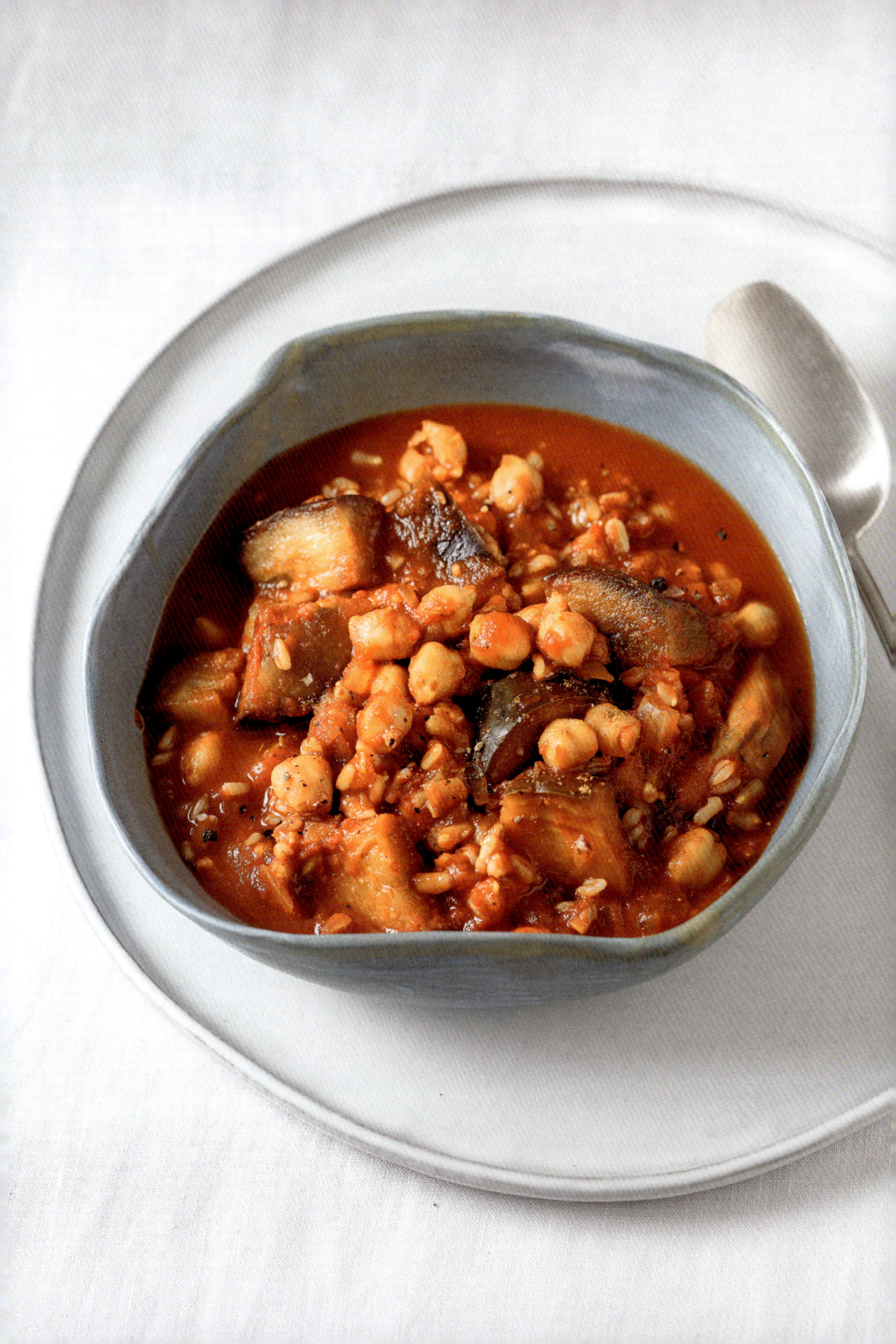

GLUTENFREI

Grünkohleintopf mit Haferwürstchen

Der Klassiker mit Hafereinlage – ein deftiger Eintopf für die kälteren Tage.

1 Für die Haferhack-Würstchen die Haferflocken mit Haferdrink und Gemüsebrühe in einer Schüssel vermengen und 15 Min. quellen lassen. Anschließend mit Hackfleisch, Knoblauchpulver, Paprikapulver, Pfeffer und 1 TL Salz verkneten und für 10 Min. im Gefrierfach kalt stellen.

2 Haferkörner in einem Sieb abbrausen, mit der dreifachen Menge Wasser in einen Topf geben, aufkochen und in 30–40 Min. garen.

3 Kartoffeln waschen, schälen und in kleine Würfel schneiden. Zwiebel schälen und fein hacken. Das Öl in einem Topf erhitzen und die Zwiebel darin glasig werden lassen. Kartoffeln dazugeben und 2 Min. anbraten, gelegentlich umrühren. Grünkohl und Gemüsebrühe dazugeben, mit Paprikapulver, Sojasauce, Pfeffer und Salz würzen und 25–30 Min. köcheln lassen.

4 Die Tomaten waschen, in kleine Würfel schneiden, zusammen mit den gegarten Haferkörnern zum Grünkohl geben und weitere 10 Min. köcheln lassen.

5 Aus dem Haferhack kleine Würstchen formen und in Hafermehl wälzen. Das Öl in einer Pfanne erhitzen, darin die Würstchen goldbraun braten. Zum Eintopf geben und kurz durchziehen lassen.

Für 6 Portionen à 260 g
Zubereitungszeit: 55 Min.

Für den Eintopf:

70 g Haferkörner
(siehe Seite 62)
200 g Kartoffeln
1 Zwiebel, 1 EL Rapsöl
550 g TK-Grünkohl
500 ml Gemüsebrühe
1 EL Paprikapulver
1 TL Sojasauce, Pfeffer, Salz
60 g Tomaten

Für die Haferwürstchen:

200 g kernige Haferflocken
150 ml Haferdrink
1 TL Gemüsebrühe
200 g Rinderhackfleisch
je 1 TL Knoblauch- und
geräuchertes Paprikapulver
Pfeffer, Salz
1 EL Hafermehl, 1 EL Rapsöl

Nährwerte pro Portion
351 kcal | 19 g F (2,7 g GFS) | 49 g KH | 4,3 g Z | 11 g BST | 30 g E | 1,9 g Salz | 2,6 g Beta-Glucan

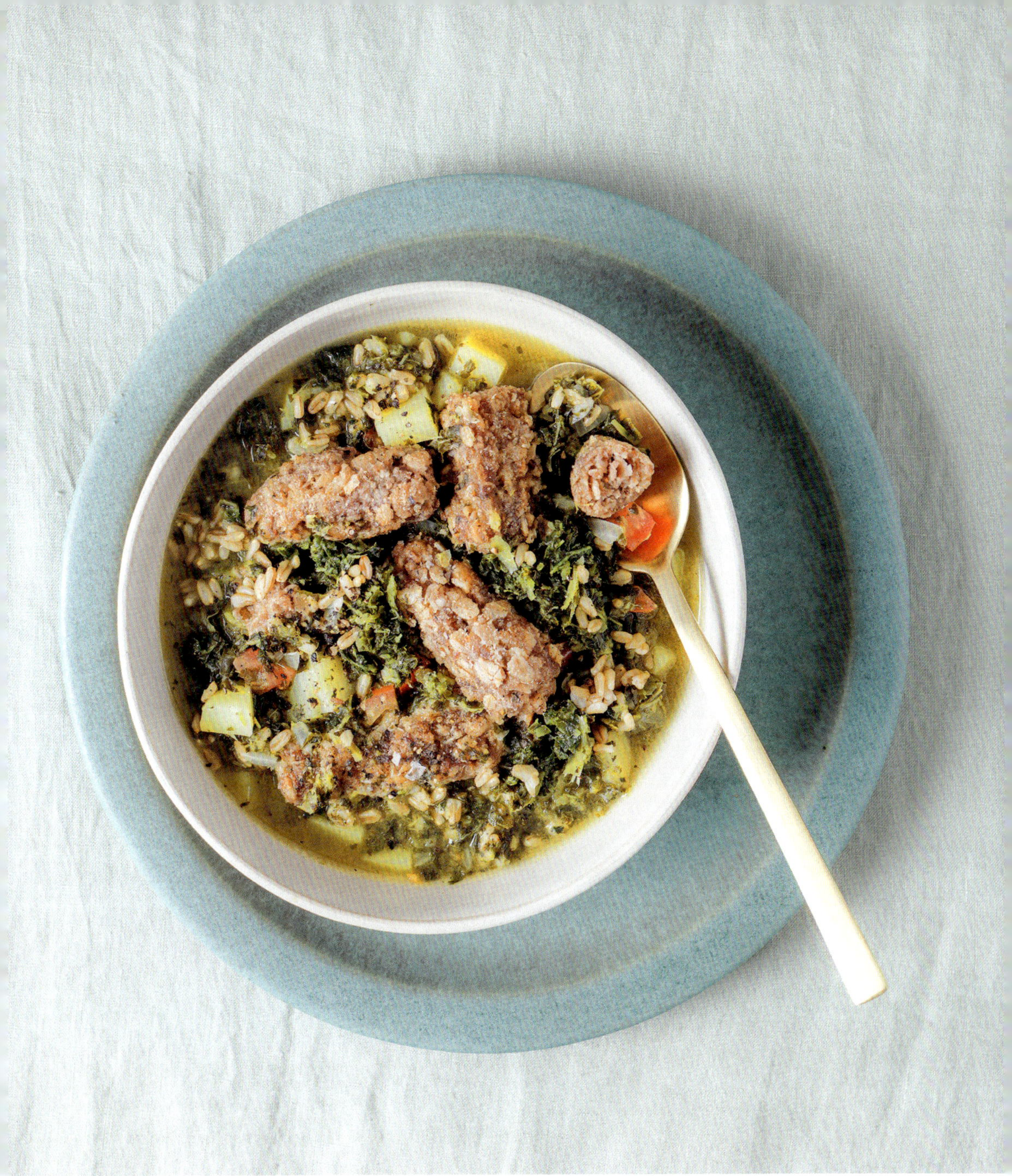

Tipp Wer es schärfer mag, kann etwas Senf unter das Haferhack für die Würstchen mischen oder Senf in einem Schälchen zu dem Eintopf servieren.

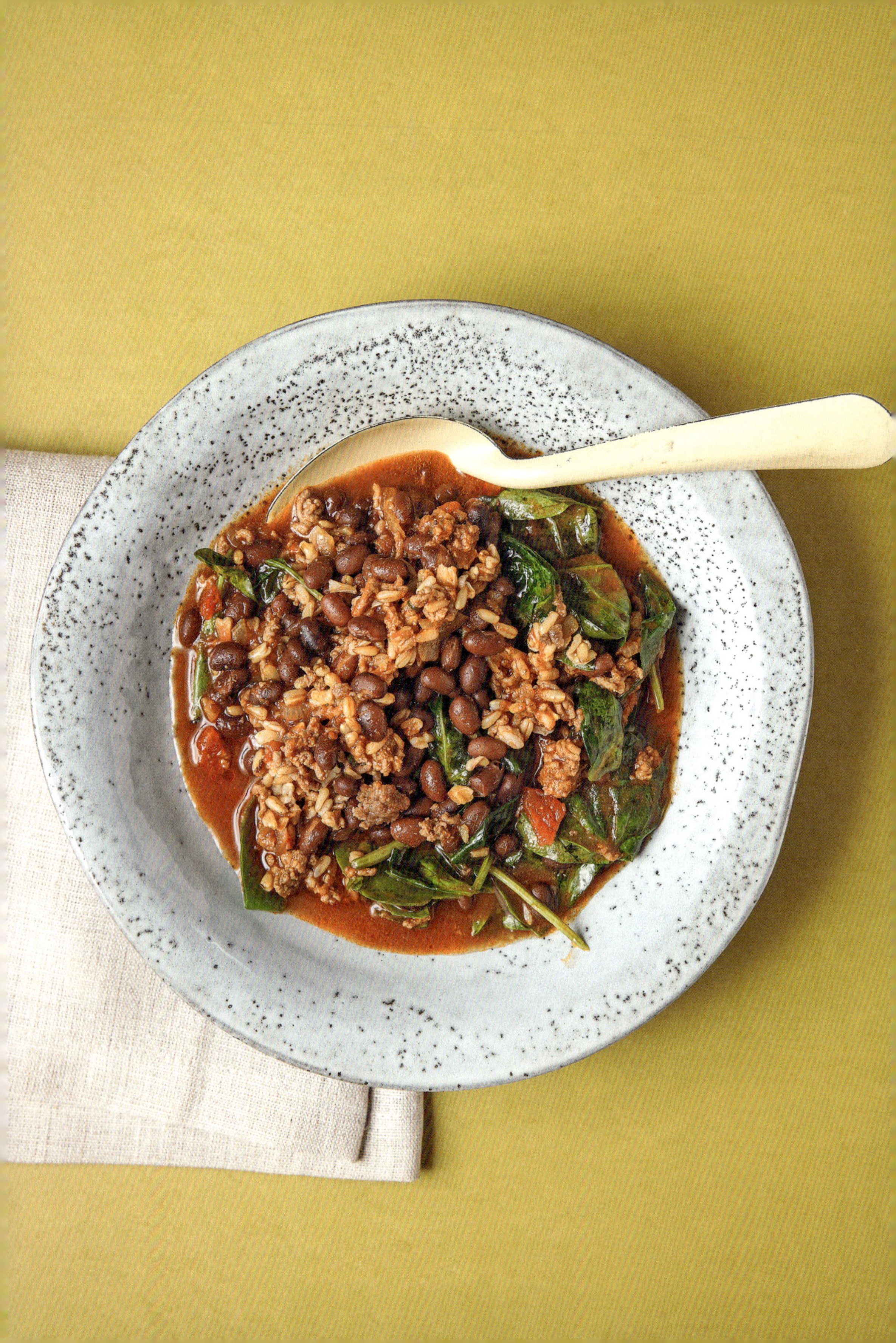

GLUTENFREI

Chili con avena

Feurig würziges Chili – mit und ohne Fleisch ein Genuss! Schwarze Bohnen versorgen Sie hier mit hochwertigen Aminosäuren.

Für 4 Portionen à 300 g
Zubereitungszeit: 50 Min.

- 2 kleine Zwiebeln
- 1 Knoblauchzehe
- 1 grüne Chilischote
- 1 EL Rapsöl
- 200 g Rinderhackfleisch
- 60 g Haferkörner
- 3 EL Hefeflocken
- 1 EL Tomatenmark
- 100 g stückige Tomaten (aus der Dose)
- ¼ TL gemahlener Kreuzkümmel
- ¼ TL geräuchertes Paprikapulver
- 1 TL Knoblauchpulver
- 1–2 TL Chilipulver
- 1 Prise Zimtpulver
- Pfeffer, Salz
- 300 ml Gemüsebrühe
- 150 g frischer Blattspinat
- 260 g schwarze Bohnen (aus der Dose)

1 Zwiebeln und Knoblauch schälen und in kleine Würfel schneiden. Die Chilischote putzen, entkernen und sehr fein hacken. Öl in einer Pfanne erhitzen, Zwiebeln, Chilischote und Knoblauch kurz anschwitzen, dann das Hackfleisch dazugeben und gut durchbraten. Die Haferkörner unterheben.

2 Die Hefeflocken in etwas Wasser auflösen, mit Tomatenmark, stückigen Tomaten und Gewürzen vermengen und zum Hackfleisch geben. Die Gemüsebrühe angießen und alles gut verrühren.

3 Das Chili bei niedriger Hitze etwa 40 Min. köcheln lassen, abschmecken und bei Bedarf etwas Wasser zugeben.

4 Den Blattspinat waschen und grob hacken. Die Bohnen in ein Sieb abgießen, abbrausen und abtropfen lassen. Zusammen mit dem Spinat unterheben und ein paar Minuten erhitzen.

Varianten: Das Chili lässt sich gut mit verschiedenem Gemüse erweitern, zum Beispiel Mais.
Für eine vegane Ernährung lassen Sie das Hackfleisch weg und erhöhen den Anteil an Bohnen und Haferkörnern, oder Sie verwenden eine pflanzliche Hackfleischalternative.

Nährwerte pro Portion
274 kcal | 15 g F (3,7 g GFS) | 37 g KH | 5 g Z | 17 g BST | 30 g E | 1,8 g Salz | 0,6 g Beta-Glucan

VEGETARISCH / GLUTENFREI

Möhrenbratlinge

Lecker und gesund – die Möhrenbratlinge sind reich an Ballaststoffen und an Eiweiß. Sie sind perfekt für Meal Prep geeignet.

Für 6 Portionen à 100 g
Zubereitungszeit: 25 Min.

250 g Möhren
1 Zwiebel
150 g Kichererbsen (aus der Dose)
2 TL Gemüsebrühe
Salz
1 Ei
100 g zarte Haferflocken
2 EL Rapsöl

1 Möhren waschen, schälen und fein raspeln. Zwiebel abziehen und sehr fein schneiden. Kichererbsen zerdrücken. Alternativ mit einer Küchenmaschine Möhren, Kichererbsen und Zwiebeln auf höchster Stufe zerkleinern.

2 Die Masse in eine Schüssel geben. Gemüsebrühe, Salz, Ei und Haferflocken unterheben und alles zu einer homogenen Masser verrühren. Daraus sechs Kugeln formen und diese platt drücken.

3 In einer beschichteten Pfanne das Öl erhitzen, darin die Bratlinge bei niedriger Hitze goldbraun braten.

Variante: Statt der Kichererbsen können Sie auch Kartoffeln verwenden: waschen, schälen, fein raspeln und mit den weiteren Zutaten vermischen.

Tipp Die Bratlinge schmecken zum Salat und sind auch ideal zum Mitnehmen. Sie können auch als Patty für einen leckeren Kids Burger verwendet werden (siehe Seite 154).

Nährwerte pro Portion
144 kcal | 6 g F (0,8 g GFS) | 16 g KH | 4 g Z | 4 g BST | 5 g E | 0,7 g Salz | 0,7 g Beta-Glucan

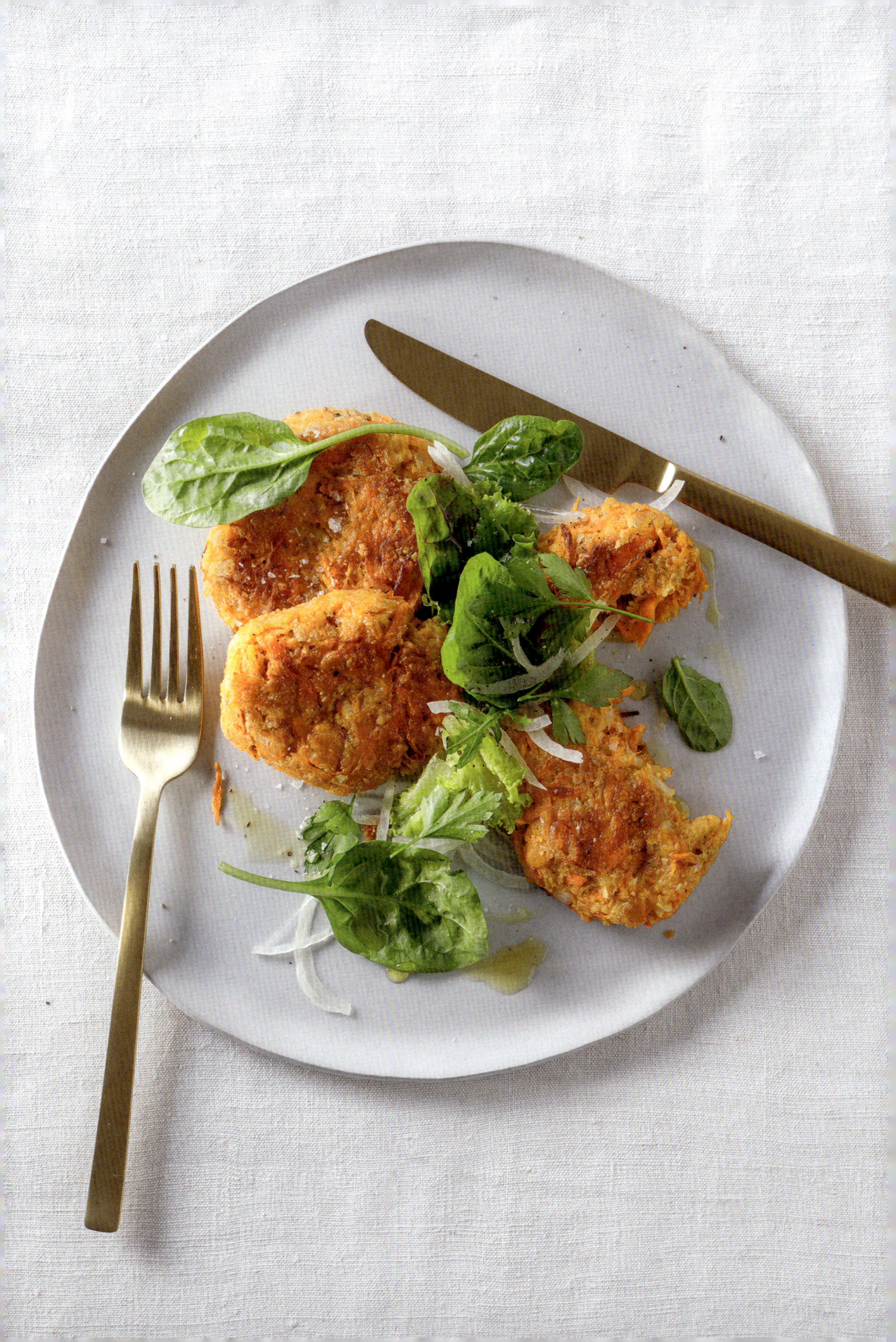

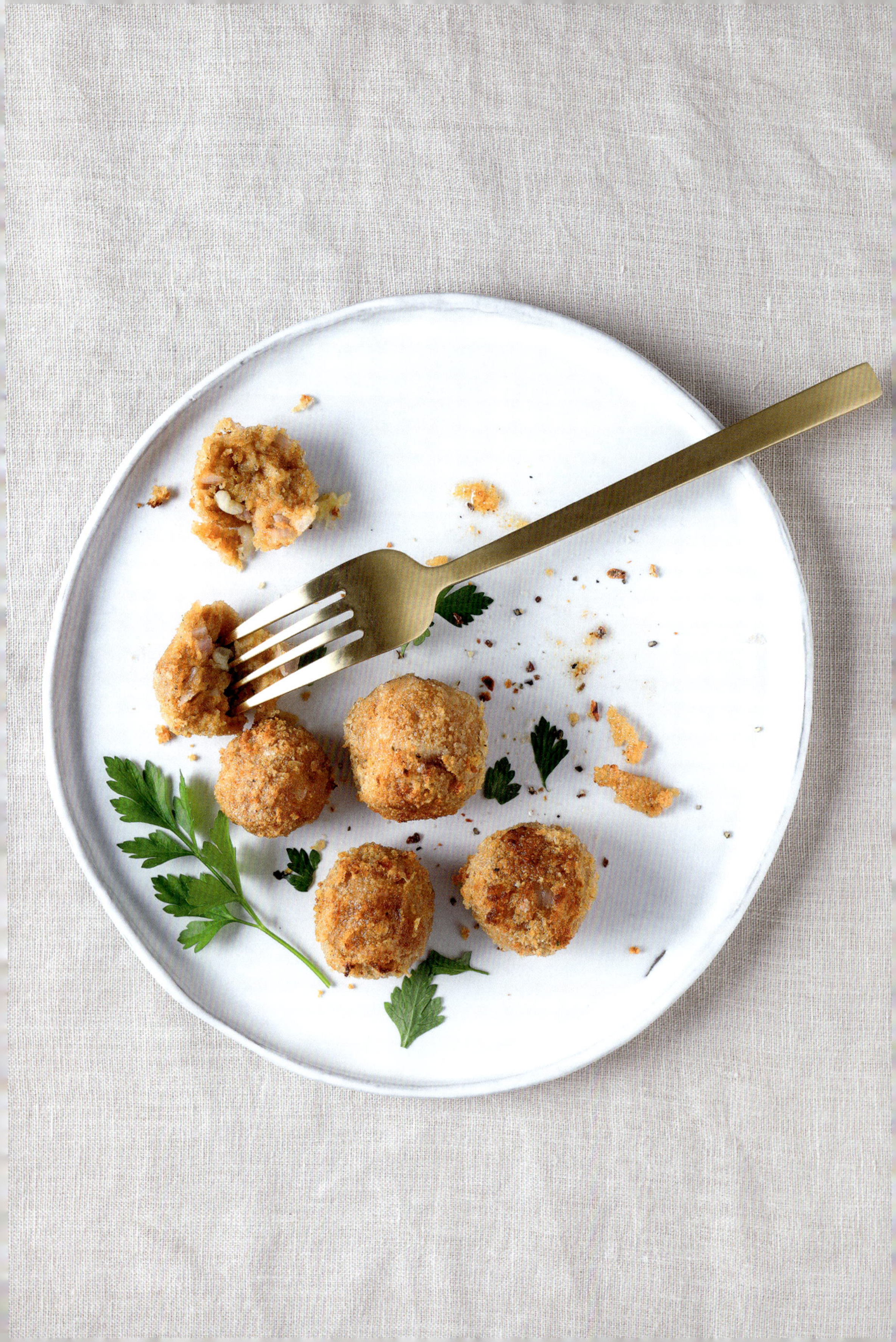

VEGETARISCH / GLUTENFREI

Haferkleie-Käse-Bällchen

Eine runde Sache – diese leckeren Bällchen verfeinern Salate sowie viele andere Gerichte und sind ideal zum Mitnehmen.

1 Schalotte schälen und würfeln. Gouda und Parmesan reiben.

2 Schalotte, Käse, Haferkleie und Haferdrink in eine Schüssel geben. Mit Paprikapulver, Pfeffer und Salz würzen und alles gut vermengen. Die Masse flach an den Schüsselboden drücken und 20 Min. ruhen lassen.

3 Den Teig mit angefeuchteten Händen zu 15 Bällchen formen.

4 Das Fett in einer beschichteten Pfanne erhitzen und darin die Bällchen goldbraun anbraten.

Tipp Sollten die Bällchen vor dem Anbraten noch zu feucht sein, wälzen Sie sie kurz in etwas Haferkleie.

Für 15 Stück à 25 g
Zubereitungszeit: 25 Min.
Ruhezeit: 20 Min.

1 Schalotte
40 g Gouda
60 g Parmesan
125 g Haferkleie
125 ml Haferdrink
1 TL Paprikapulver
Pfeffer
Salz
1 TL Butter
(ersatzweise Rapsöl)

Nährwerte pro Portion
65 kcal | 3 g F (1,3 g GFS) | 5 g KH | 0 g Z | 1 g BST | 3 g E | 0,1 g Salz | 0,7 g Beta-Glucan

VEGAN / GLUTENFREI

Haferklößchen mit Zucchini und Möhre

Diese kleinen Kraftpakete sind vielseitig einsetzbar, ob in Suppen, als Beilage oder als kleiner Snack für unterwegs.

Für 15 Stück à 25 g

Zubereitungszeit: 25 Min.

1 kleine Zwiebel
60 g Möhren
100 g Zucchini
130 g zarte Haferflocken
1 EL Tomatenmark
2 EL geschroteter Leinsamen
¼ TL gemahlene Kurkuma
¼ TL gemahlener Kreuzkümmel
¼ TL frisch geriebene Muskatnuss
Salz
1 EL Rapsöl

1 Zwiebel abziehen, Möhren waschen und schälen, Zucchini waschen. Alles fein reiben und in eine Schüssel geben.

2 Haferflocken, Tomatenmark, Leinsamen und 50 ml Wasser dazugeben. Mit Kurkuma, Kreuzkümmel, Muskatnuss und Salz würzen und alles gut vermischen. Aus der Masse mit angefeuchteten Händen kleine Bällchen formen.

3 Das Öl in einer beschichteten Pfanne erhitzen und die Bällchen darin von allen Seiten anbraten, bis sie goldbraun sind.

Tipp Als Suppeneinlage die Bällchen nicht anbraten, sondern etwa 5 Min. in heißem Wasser garen oder in der Suppe mitkochen.

Nährwerte pro Portion
45 kcal | 2 g F (0,2 g GFS) | 5 g KH | 1 g Z | 2 g BST | 2 g E | 0,1 g Salz | 0,3 g Beta-Glucan

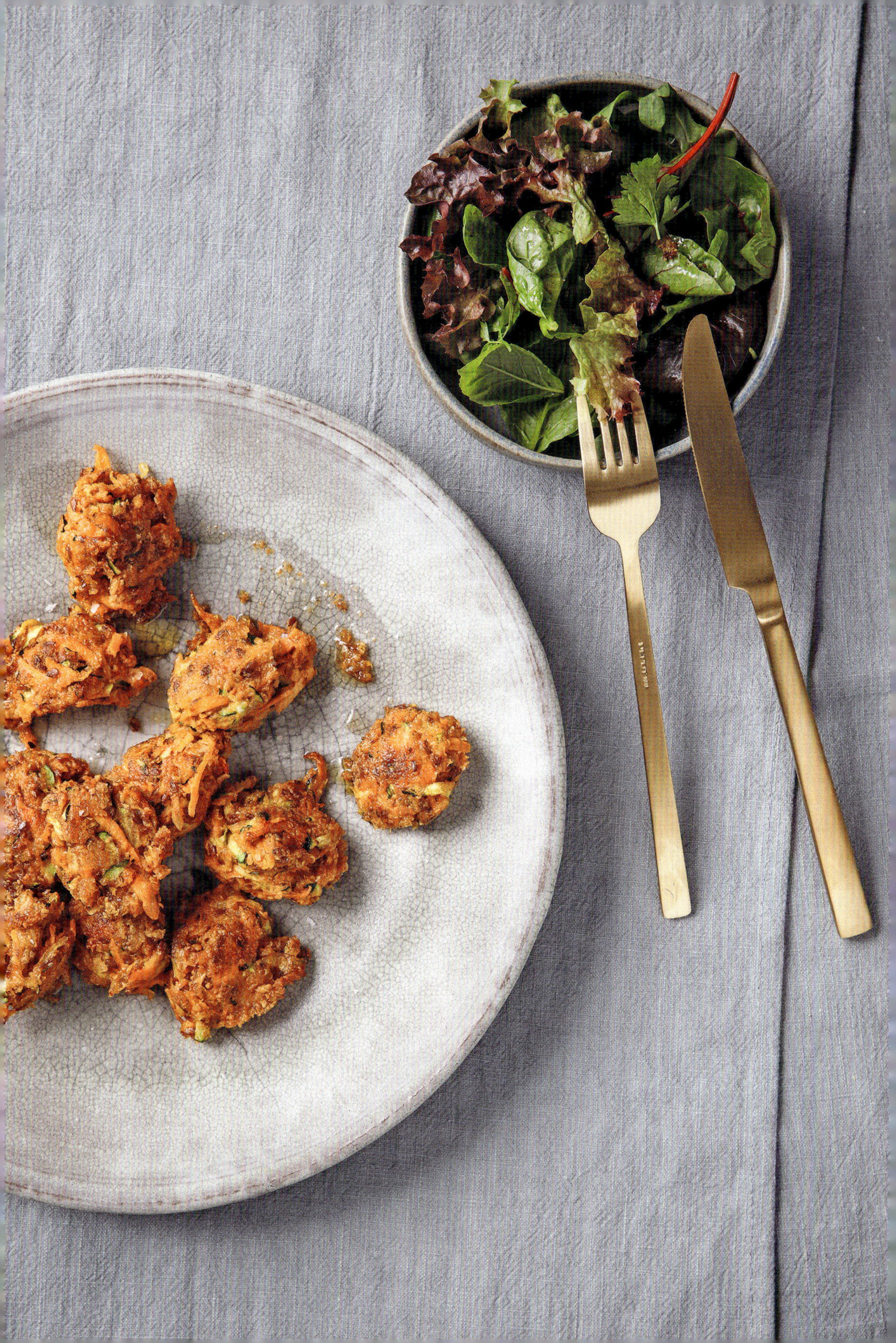

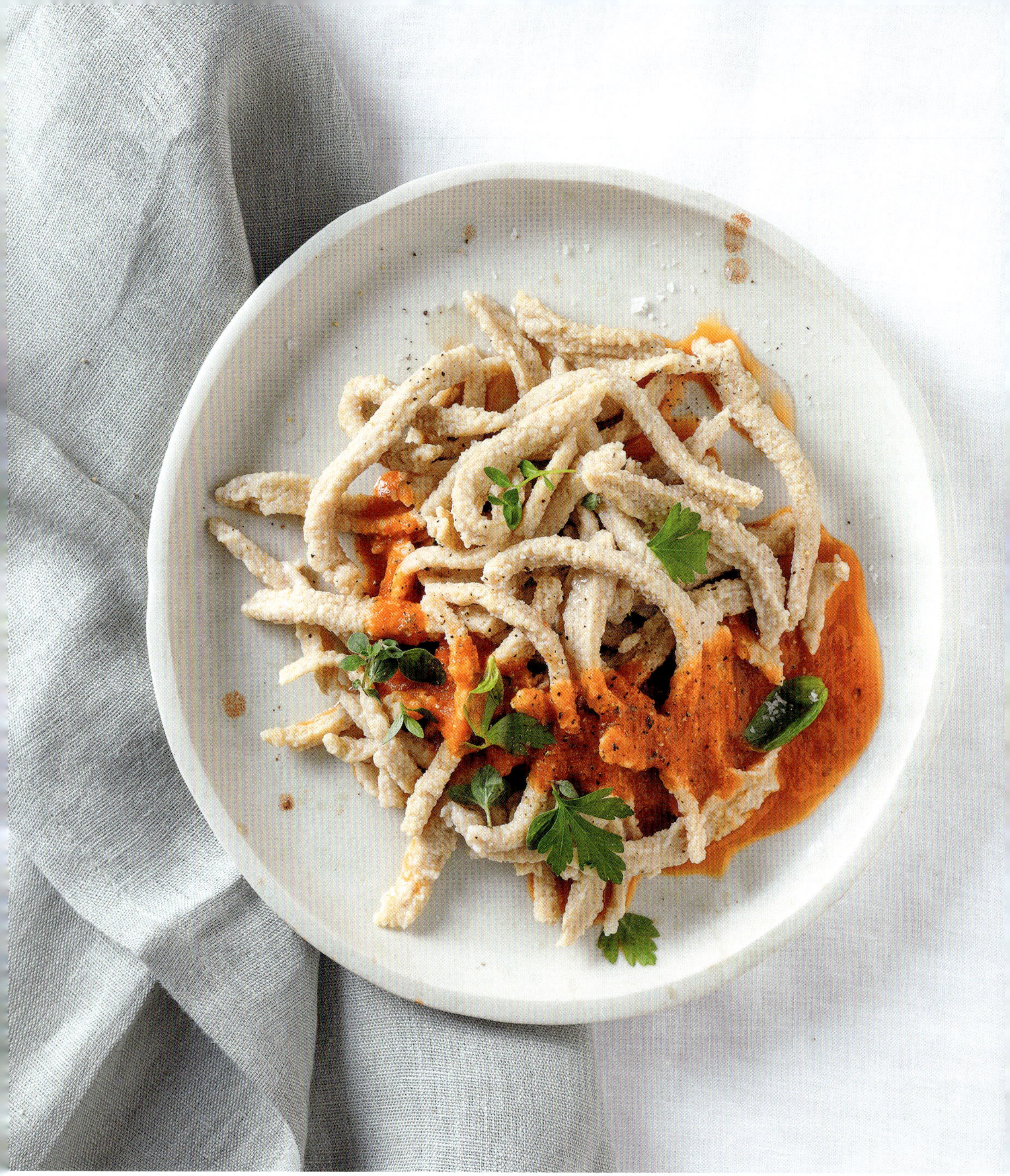

Tipps Die Spätzle können mit Tomaten- oder Champignonsauce (siehe Seiten 126–127) serviert werden. Sie passen auch zu Gemüse oder Würstchen aus Haferhack (siehe Seite 124) und lassen sich prima überbacken, zum Beispiel mit Parmesan oder Haferschmelz (siehe Seite 128).

VEGETARISCH / GLUTENFREI

Haferspätzle

In unserer Version ist dieser schwäbische Klassiker nicht nur sehr lecker, sondern auch eiweiß- und ballaststoffreich.

1 Hafermehl mit Eiweißpulver und etwas Salz gut verrühren. Den Haferdrink und das Ei dazugeben und alles zu einem glatten Teig verarbeiten. Den Teig 5 Min. ruhen lassen.

2 In der Zwischenzeit Wasser in einem Topf aufkochen und reichlich Salz dazugeben.

3 Spätzleteig portionsweise dünn auf ein Brett streichen, mit einem stumpfen Messer oder Teigschaber schmale Streifen abstechen und direkt in das kochende Wasser schaben.

4 Die Spätzle 3–5 Min. kochen lassen, bis sie an der Wasseroberfläche schwimmen. Mit einer Kelle abschöpfen und in einem Sieb abtropfen lassen.

Variante: Auch Kinder lieben Spätzle. Für die Kleinen wird das Eiweißpulver durch 50 g Magerquark ersetzt.

Für 2 Portionen à 220 g
Zubereitungszeit: 25 Min.

240 g Hafermehl
30 g Eiweißpulver (Whey, neutral)
Salz
100 ml Haferdrink
1 Ei

Nährwerte pro Portion
580 kcal | 13 g F (2,9 g GFS) | 77 g KH | 2 g Z | 13 g BST | 32 g E | 1,1 g Salz | 5,7 g Beta-Glucan

GLUTENFREI

Haferhack

Der Anteil an Hafer macht den Klassiker zu einem sättigenden und leckeren Eiweißlieferanten.

1 Haferflocken mit Haferdrink und Gemüsebrühe in einer Schüssel vermengen und 15 Min. quellen lassen.

2 Anschließend mit Hackfleisch, Paprikapulver, Knoblauchpulver, Pfeffer und 1 TL Salz verkneten und für 10 Min. im Gefrierfach kalt stellen.

3 Aus der Masse kleine Frikadellen oder Würstchen formen und in Hafermehl wälzen. Das Öl in einer Pfanne erhitzen, darin die Frikadellen oder Würstchen goldbraun braten.

Varianten: Die Frikadellen oder Würstchen können auch mit Öl bepinselt, auf einem Backblech verteilt und dann im vorgeheizten Ofen bei 180° (Ober-/Unterhitze) ca. 30 Min. gebacken werden.

Für 8 Portionen à 70 g
Zubereitungszeit: 5 Min.
Quellzeit: 15 Min.
Kühlzeit: 10 Min.
Garzeit: 15 Min.

200 g kernige Haferflocken
150 ml Haferdrink
1 TL Gemüsebrühe
200 g Rinderhackfleisch
1 TL geräuchertes Paprikapulver
1 TL Knoblauchpulver
Pfeffer
Salz
1 EL Hafermehl
1 EL Rapsöl

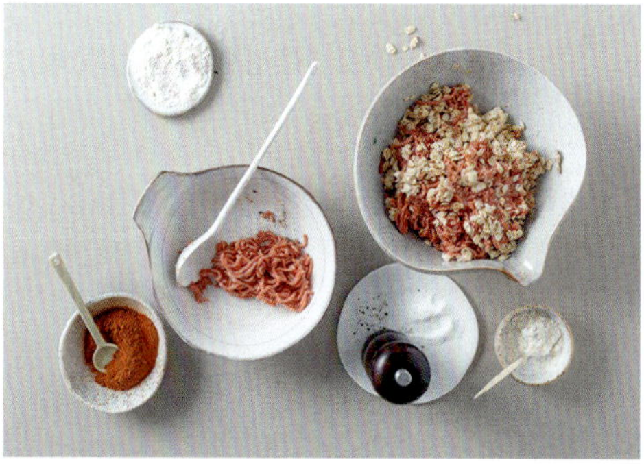

Die Zutaten für das Haferhack sind schnell gemischt.

Nährwerte pro Portion
162 kcal | 7 g F (1,7 g GFS) | 16 g KH | 0,3 g Z | 3 g BST | 8 g E | 0,9 g Salz | 1,2 g Beta-Glucan

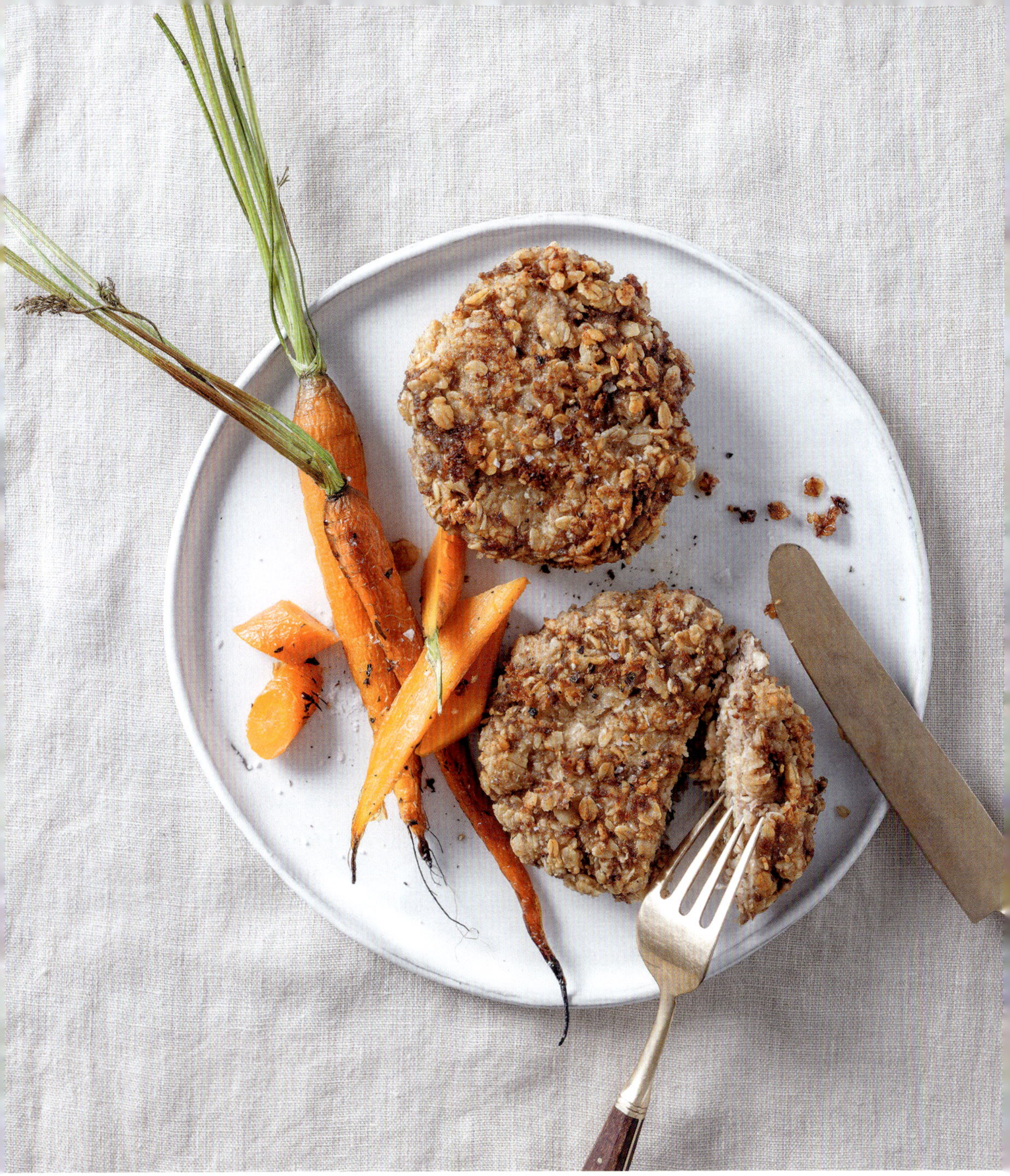

Tipp Das Haferhack ist sehr vielseitig verwendbar, beispielsweise in einer Bolognese-Sauce, in Aufläufen, in einer Lasagne und in vielen weiteren Gerichten.

Saucen HAWEI

Diese Saucen verfeinern viele Gerichte – von Spätzle über Pizza bis zu Aufläufen.

VEGAN / GLUTENFREI

Haferbéchamel

Für 4 Portionen à 110 ml
Zubereitungszeit: 15 Min.

1 TL Rapsöl | 6 EL Hafermehl | 450 ml Haferdrink | Salz | Pfeffer

In einem Topf mit dickem Boden das Öl erhitzen. Darin das Hafermehl anrösten, dabei ständig rühren, damit es nicht verbrennt. Nach und nach den kalten Haferdrink zugeben und kräftig weiterrühren, bis eine glatte Sauce entsteht. Mit Salz und Pfeffer würzen.

Tipp Die Haferbéchamel wird zum Beispiel für die Lachs-Spinat-Hafer-Lasagne (siehe Seite 140) verwendet.

Nährwerte pro Portion
91 kcal | 3 g F (0,4 g GFS) | 13 g KH | 0 g Z | 2 g BST | 2 g E | 0,4 g Salz | 0,8 g Beta-Glucan

VEGAN / GLUTENFREI

Champignonsauce

Für 4 Portionen à 150 ml
Zubereitungszeit: 25 Min.

450 ml Haferbéchamel | 100 g Champignons | 1 kleine Zwiebel | 1 TL Rapsöl | ⅓ TL Thymian | Salz | 1 Prise Pfeffer

Die Haferbéchamel wie beschrieben zubereiten (siehe linke Spalte). Champignons putzen und in Streifen schneiden. Zwiebel schälen und klein würfeln. Das Öl in einer Pfanne erhitzen, darin die Zwiebel glasig werden lassen. Champignons dazugeben und 3 Min. mitbraten. Béchamelsauce unterrühren, mit Thymian, Salz und Pfeffer würzen und die Sauce weitere 3 Min. köcheln lassen.

Tipp Die Champignonsauce passt zu den Haferspätzle (siehe Seite 123), aber auch zu Würstchen oder Frikadellen aus Haferhack (siehe Seite 124).

Nährwerte pro Portion
123 kcal | 4 g F (0,5 g GFS) | 16 g KH | 1 g Z | 3 g BST | 3 g E | 0,6 g Salz | 1,5 g Beta-Glucan

VEGETARISCH / GLUTENFREI

Tomatensauce

Für 4 Portionen à 150 ml
Zubereitungszeit: 25 Min.
Garzeit: 15 Min.

1 kleine Zwiebel | 2–3 Knoblauchzehen | 1 TL Rapsöl | 20 g Hafermehl | 100 ml Hafersahne | 1 Dose stückige Tomaten (400 g) | 1 Prise Zucker | 2 TL Gemüsebrühe | ½ TL Oregano | ½ TL Basilikum | ½ TL Majoran | ½ TL Thymian | Pfeffer | Salz | 30 g Eiweißpulver (Whey, neutral)

Zwiebel und Knoblauch schälen und fein hacken. In einem Topf das Rapsöl erhitzen, darin Zwiebel und Knoblauch glasig werden lassen. Hafermehl dazugeben und 1 Min. unter Rühren anrösten. Mit 100 ml Wasser und Hafersahne ablöschen, dabei ständig weiterrühren. Stückige Tomaten, Zucker, Gemüsebrühe, Kräuter und Gewürze hinzufügen und 15 Min. köcheln lassen. Den Topf vom Herd nehmen und die Sauce mit einem Pürierstab fein mixen. Das Eiweißpulver in die nicht mehr kochende Sauce geben und diese nochmals pürieren.

Varianten: Statt der einzelnen Kräuter können Sie auch eine italienische Kräutermischung verwenden. Für eine pikante Sauce einfach etwas Chilipulver hinzufügen.

Tipp Bei erneutem Erwärmen die Sauce nicht aufkochen lassen, da das Eiweiß sonst ausflocken kann.

Nährwerte pro Portion
90 kcal | 3 g F (0,5 g GFS) | 8 g KH | 4 g Z | 2 g BST | 7 g E | 0,8 g Salz | 0,3 g Beta-Glucan

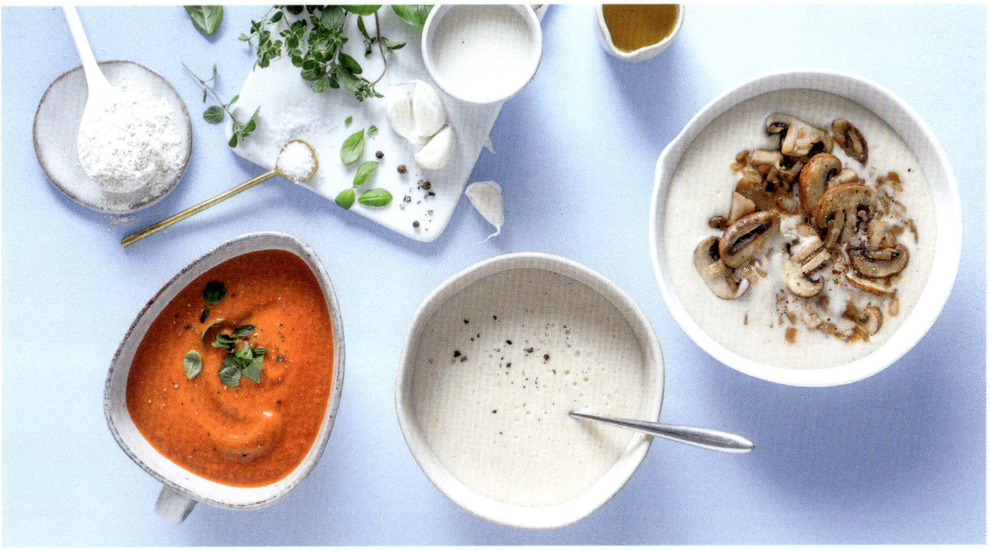

VEGAN / GLUTENFREI

Haferschmelz

Weniger Fett, aber voller Geschmack. Diese Käsealternative eignet sich als Kruste für einen Auflauf und zum Verfeinern von vielen Gerichten.

Für 1 Portion à 60 g
Zubereitungszeit: 5 Min.

10 g grobe oder feine Haferflocken
15 g Haferkleie
2 EL Hefeflocken
25 g Cashewkerne (ersatzweise Sonnenblumenkerne)
Salz

1 Alle Zutaten in einer Schüssel mit dem Pürierstab oder im Standmixer fein mahlen.

2 Haferschmelz in ein verschließbares Gläschen füllen. Luftdicht und trocken gelagert, ist er mehrere Wochen haltbar.

Variante: Wer nicht ganz auf »richtigen« Käse verzichten mag, kann den Haferschmelz im Verhältnis 1:1 mit Parmesan mischen.

Tipps Den Haferschmelz können Sie zum Würzen verwenden, er ist aber auch prima zum Überbacken geeignet! Dazu einfach mit der dreifachen Menge Wasser kurz aufkochen, bis eine cremige Paste entsteht. Auf Pizza, Auflauf oder weiteren Gerichten verteilen und wie gewohnt backen. Für eine extra krosse Kruste den Haferschmelz vor dem Backen zusätzlich mit Haferkleie bestreuen.

Nährwerte pro Portion
240 kcal | 18 g F (2,6 g GFS) | 16 g KH | 1 g Z | 3 g BST | 18 g E | 1,4 g Salz | 1,3 g Beta-Glucan

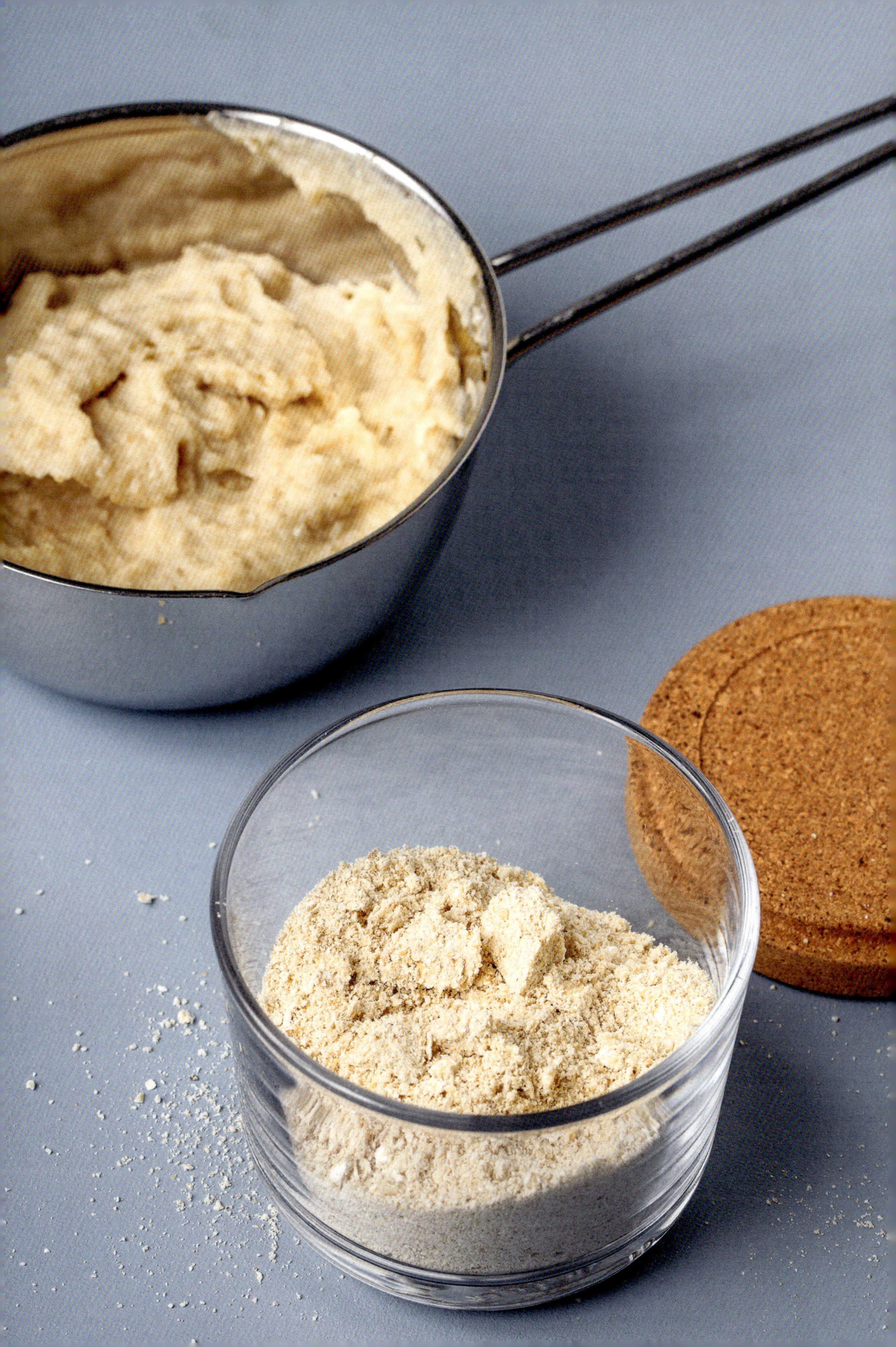

GLUTENFREI

Falscher Haferhase

Bei unserem falschen Hasen wird das Hackfleisch teilweise durch Hafer ersetzt. Gesund, eiweißreich und sättigend!

Für 8 Portionen à 100 g
Zubereitungszeit: 40 Min.
Garzeit: 1 Std.

200 g kernige Haferflocken
150 ml Haferdrink
1 TL Gemüsebrühe
2 Eier
100 g Möhren
50 g TK-Erbsen
200 g Rinderhackfleisch
1 TL geräuchertes Paprikapulver
1 TL Knoblauchpulver
¼ TL Pfeffer
Salz
80 g Gewürzgurken

Außerdem:

1 Kastenform (11 × 20 cm)

1 Haferflocken mit Haferdrink und Gemüsebrühe in einer Schüssel vermengen und 15 Min. quellen lassen.

2 In der Zwischenzeit die Eier in ca. 7 Min. hart kochen. Die Möhren waschen, schälen, klein schneiden und zusammen mit den Erbsen und etwas Wasser in einen kleinen Topf geben. Zum Kochen bringen und in ein paar Minuten bissfest garen.

3 Hackfleisch, Paprikapulver, Knoblauch, Pfeffer und 1 TL Salz zur Haferflockenmischung geben. Alles gut durchkneten, in Folie einwickeln und für ca. 10 Min. in das Tiefkühlfach legen.

4 Backofen auf 180° (Ober-/Unterhitze) vorheizen. Eier pellen. Gewürzgurken abtropfen lassen und längs vierteln. Eine Kastenform mit Backpapier auslegen.

5 Hackfleisch-Hafer-Mischung auf Frischhaltefolie ca. 2 cm dick ausrollen. Möhren, Erbsen und Gewürzgurken auf der Mitte verteilen, die Eier darauflegen. Mithilfe der Frischhaltefolie vorsichtig eine Rolle formen und an den Seiten verschließen. Die Rolle aus der Frischhaltefolie befreien und in die Kastenform oder auf ein mit Backpapier belegtes Blech legen. Mit einem Messer die Oberfläche 2 mm tief anschneiden.

6 Den Falschen Haferhasen im Backofen auf der mittleren Schiene ca. 1 Std. backen.

Nährwerte pro Portion
162 kcal | 6 g F (1,9 g GFS) | 17 g KH | 2 g Z | 3 g BST | 10 g E | 1,2 g Salz | 1,1 g Beta-Glucan

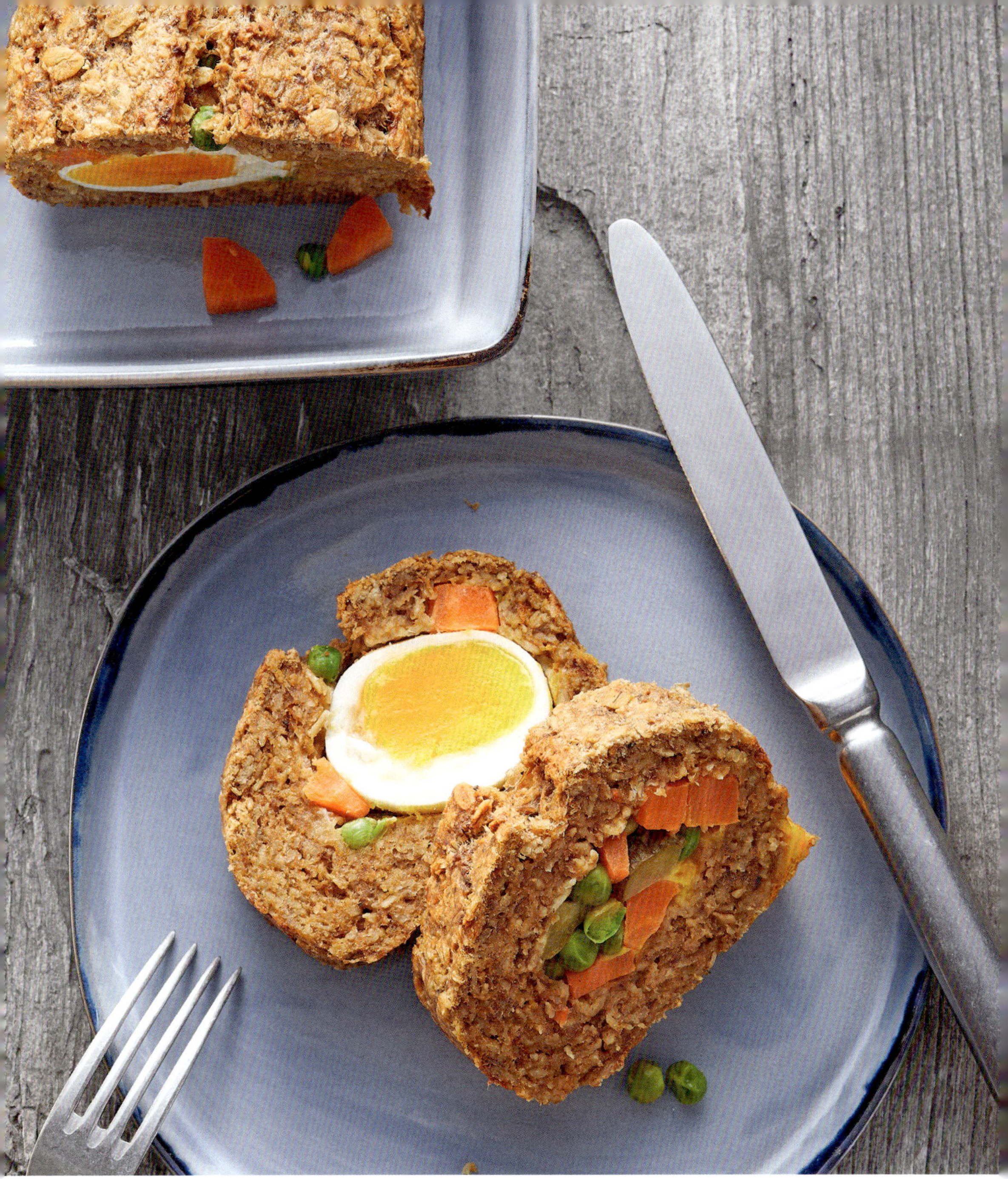

Tipp Mit einer Gemüsepfanne serviert, ersetzt der Falsche Haferhase den klassischen Sonntagsbraten. Dafür Gemüse nach Wahl waschen, klein schneiden und in einer Schüssel mit 1 EL Olivenöl, Gewürzen und Kräutern vermengen. In einer Pfanne mit Öl goldbraun braten.

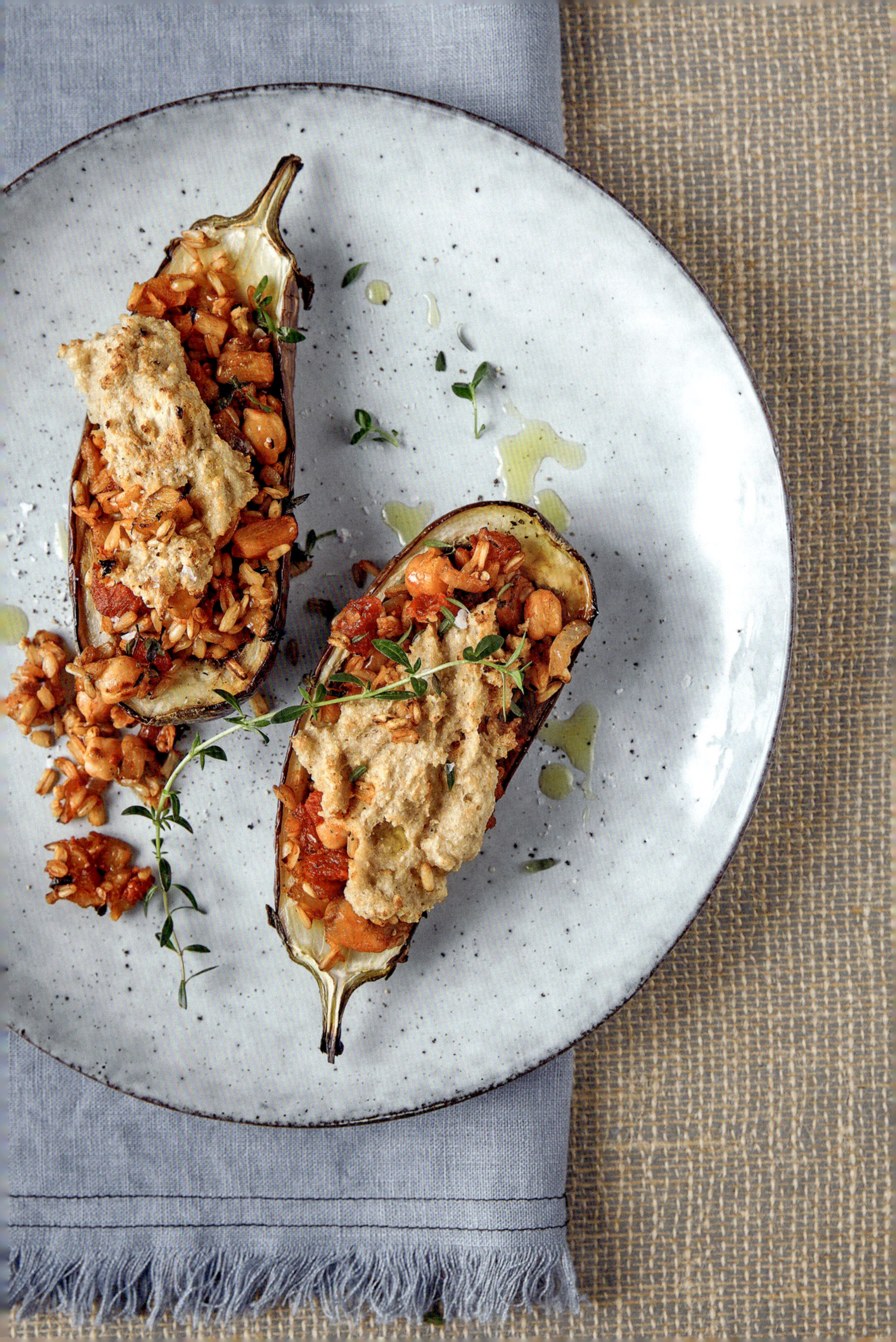

VEGAN / GLUTENFREI

Gefüllte Auberginen

Das Auge isst mit! Diese Auberginenschiffchen haben den Weg vom Mittelmeer zu uns gefunden. Lecker und mediterran.

Für 4 Portionen à 350 g
Zubereitungszeit: 50 Min.
Backzeit: 20 Min.

85 g Haferkörner (siehe Seite 62)
2 Auberginen
2 TL Olivenöl
Salz
1 Zwiebel
4 getrocknete Tomaten
1 EL Tomatenmark
100 g Kichererbsen (aus der Dose)
1 TL Thymian
1 Prise Pfeffer
60 g Haferschmelz (siehe Seite 128)

1 Haferkörner in einem Sieb abbrausen, mit der dreifachen Menge Wasser in einen Topf geben, aufkochen und in 30–40 Min. garen.

2 Backofen auf 180° (Ober-/Unterhitze) vorheizen.

3 Die Auberginen waschen, halbieren, aushöhlen und das Fruchtfleisch in kleine Stückchen schneiden. Die ausgehöhlten Auberginen mit 1 TL Olivenöl bestreichen und salzen. Auf ein mit Backpapier belegtes Blech legen und im Backofen auf der mittleren Schiene 20 Min. backen.

4 Zwiebel schälen und klein schneiden. Getrocknete Tomaten fein hacken. Das restliche Olivenöl (1 TL) in einer Pfanne erhitzen, darin die Zwiebel anbraten. Auberginenwürfel und getrocknete Tomaten hinzufügen und weiterbraten. Tomatenmark und 4 EL Wasser einrühren. Kichererbsen und Haferkörner dazugeben, alles mit Thymian, Salz und Pfeffer würzen. Auberginen mit der Hafer-Kichererbsen-Mischung füllen.

5 Haferschmelz mit 180 ml Wasser kurz aufkochen, bis eine cremige Paste entsteht. Die gefüllten Auberginen mit dem Haferschmelz bestreichen und auf der mittleren Schiene 20 Min. überbacken.

Variante: Statt der Auberginen können auch Zucchini auf die gleiche Weise gefüllt werden.

Nährwerte pro Portion
413 kcal | 14 g F (2,5 g GFS) | 60 g KH | 11 g Z | 18 g BST | 18 g E | 3,5 g Salz | 3,5 g Beta-Glucan

VEGAN / GLUTENFREI

Haferrisotto mit Pilzen

Für Risotto-Liebhaber kommt hier die Hafervariante. Mir schmeckt dieses Gericht sogar besser als die klassische Version mit Reis!

Für 2 Portionen à 320 g
Zubereitungszeit: 20 Min.
Garzeit: 50 Min.

- 180 g Pilze (z. B. Champignons, Pfifferlinge, Steinpilze)
- 50 g Spinat
- 1–2 Zwiebeln
- 2 Knoblauchzehen
- 1 TL Rapsöl
- ½ TL Paprikapulver
- 1 TL italienische Kräutermischung
- Pfeffer
- Salz
- 115 g Haferkörner
- 350 ml Gemüsebrühe
- 15 g Hefeflocken
- 1 Schuss Zitronensaft

1 Pilze putzen und klein schneiden. Spinat waschen und grob hacken. Zwiebeln und Knoblauch abziehen und fein hacken.

2 Öl in einem Topf erhitzen, die Zwiebeln darin bei mittlerer Hitze glasig werden lassen. Die Pilze hinzufügen und leicht anbräunen lassen. Knoblauch, Paprika, Kräutermischung, Pfeffer und Salz zugeben und ca. 1 Min. mitgaren.

3 Haferkörner und Gemüsebrühe in den Topf geben, das Ganze einmal aufkochen und bei niedriger Hitze ca. 40 Min. köcheln lassen. Gelegentlich umrühren und bei Bedarf etwas Wasser hinzufügen.

4 Kurz bevor die Haferkörner weich sind, die Hefeflocken und den Spinat hinzufügen und ein paar Minuten mitgaren. Mit Zitronensaft verfeinern und abschmecken.

Tipp Für mehr Eiweiß können Sie vor dem Servieren gebratene Hähnchenbrustfiletstreifen unter den Haferrisotto heben und alles mit einer kleinen Portion geriebenem Parmesan bestreuen.

Nährwerte pro Portion
387 kcal | 13 g F (1,9 g GFS) | 51 g KH | 6 g Z | 13 g BST | 22 g E | 1,3 g Salz | 3,7 g Beta-Glucan

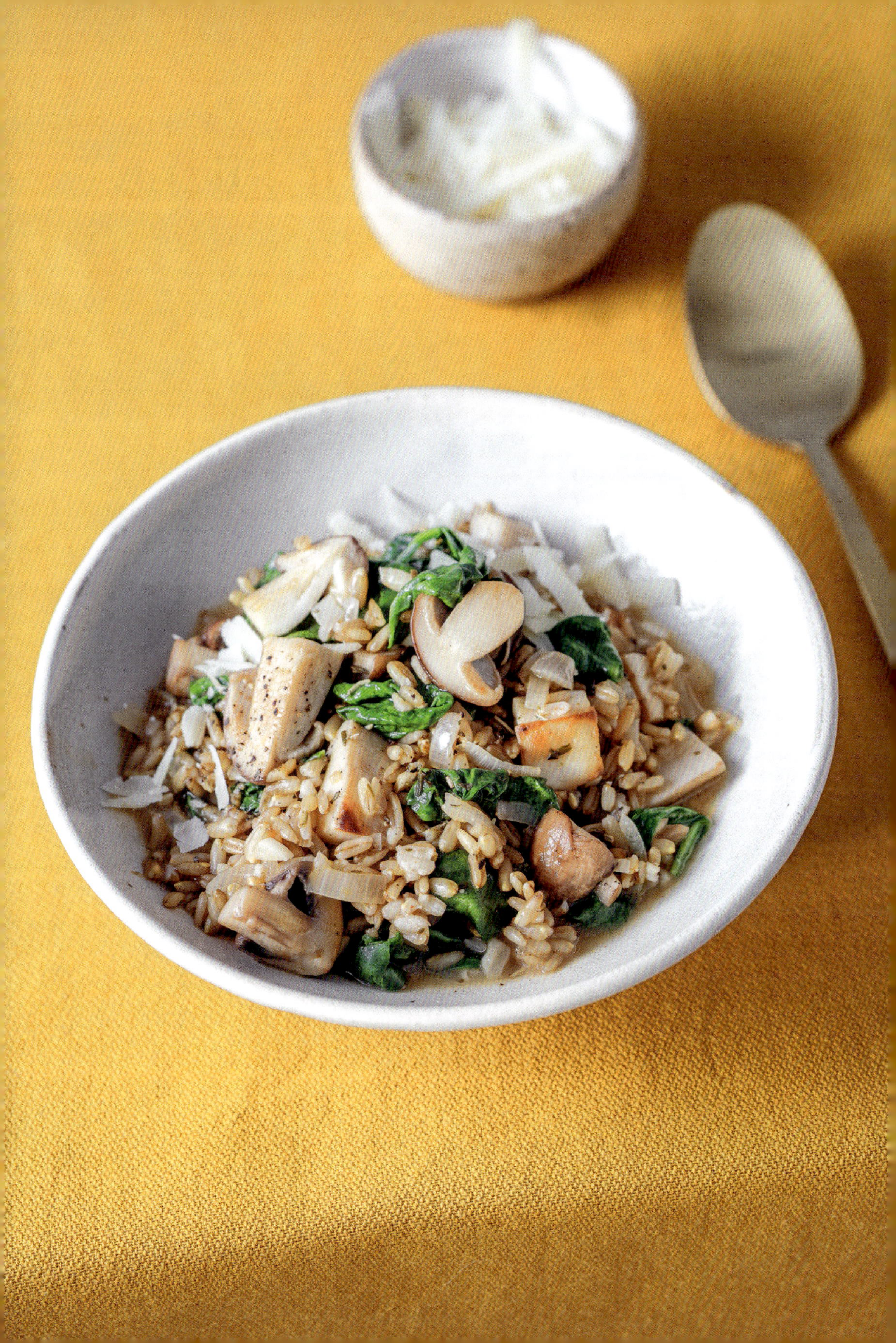

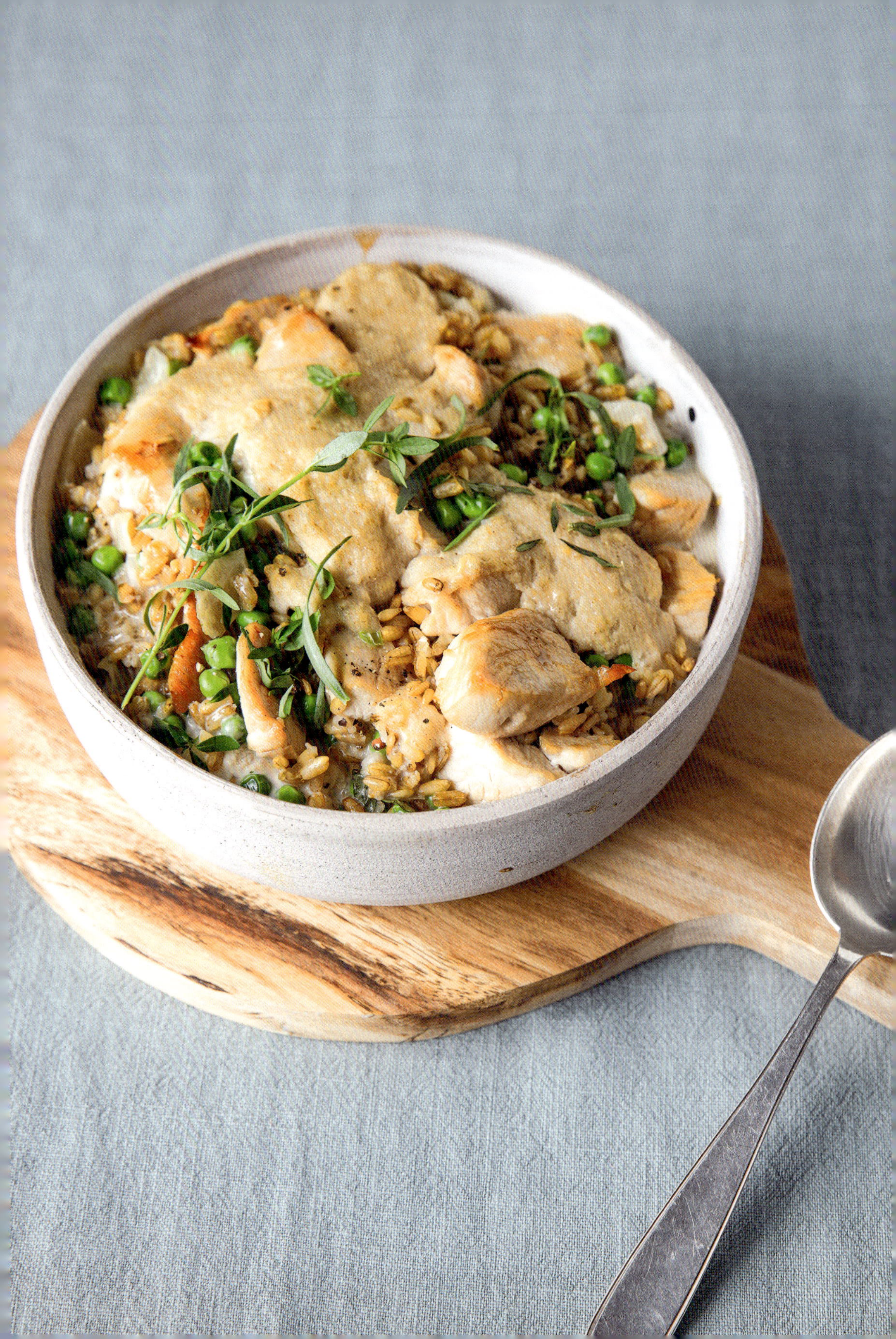

GLUTENFREI

Auflauf HAWEI mit Putenbrust

Dieses Grundrezept eignet sich für eine unendlich große Zahl an Varianten – auch für eine vegetarische oder vegane Ernährung.

Für 4 Portionen à 280 g
Zubereitungszeit: 20 Min.
(mit vorgegarten Haferkörnern, siehe Seite 68)
Backzeit: 20 Min.

- 300 g Putenbrustfilet
- 1 große Zwiebel
- 1 EL Rapsöl
- 250 ml Hafersahne
- 100 g Erbsen
- 360 g gegarte Haferkörner
- 30 g Haferschmelz (siehe Seite 128)
- Salz
- Pfeffer
- ½ TL Estragon
- ½ TL Thymian

1 Putenbrust in kleine Stücke schneiden. Zwiebel schälen, in kleine Würfel schneiden. Rapsöl in einer großen Pfanne erhitzen und die Putenbrust scharf anbraten. Zwiebel dazugeben und glasig werden lassen, dann mit Hafersahne ablöschen. Anschließend die Erbsen und gegarten Haferkörner dazugeben und gut vermengen.

2 Den Backofen auf 180° (Ober-/Unterhitze) vorheizen.

3 Haferschmelz in einem kleinen Topf mit 90 ml Wasser unter Rühren aufkochen, bis eine cremige Masse entsteht.

4 Die Putenbrust-Hafer-Mischung mit Salz, Pfeffer, Estragon und Thymian würzen und in eine Auflaufform geben. Den Auflauf mit Haferschmelz bedecken und auf der mittleren Schiene ca. 20 Min. backen.

Varianten: Für einen Gemüseauflauf wird die Hähnchenbrust zum Beispiel durch Möhren, Brokkoli und Blumenkohl ersetzt. Das Gemüse waschen, klein schneiden und anbraten.
Auch Hackfleisch und Fisch passen ideal in diesen leckeren Auflauf.

Nährwerte pro Portion
505 kcal | 18 g F (3,0 g GFS) | 61 g KH | 3 g Z | 11 g BST | 31 g E | 0,4 g Salz | 4,3 g Beta-Glucan

GLUTENFREI

Quiche HAWEI

Der Klassiker aus Frankreich ist auch in der deutschen Küche beliebt. Von Haus aus eiweißreich veredelt Hafer die Quiche zum Superfood.

Für 6 Portionen à 350 g
Zubereitungszeit: 20 Min.
Backzeit: 30 Min.

400 g grüner Spargel
Salz
150 g Hafermehl
3 Eier
150 g Magerquark
2 TL Rapsöl
50 ml Hafersahne
½ TL Gemüsebrühe
½ TL Knoblauchpulver
Pfeffer
½ TL Paprikapulver
125 g Lachs

Außerdem:

1 Quicheform (20 cm Ø)
oder
1 Kuchenform

1 Backofen auf 180° (Ober-/Unterhitze) vorheizen.

2 Spargel in Salzwasser ca. 5 Min. garen, anschließend abtropfen lassen und mit kaltem Wasser abschrecken, damit er die Farbe behält.

3 Hafermehl mit 1 Ei, 50 g Magerquark und ⅓ TL Salz zu einem geschmeidigen Teig verarbeiten und dünn ausrollen. Eine Quicheform mit 1 TL Rapsöl einfetten, mit dem Teig auskleiden und zur Seite stellen.

4 Den restlichen Quark (100 g) mit den restlichen 2 Eiern und der Hafersahne verrühren. Mit Gemüsebrühe, Knoblauchpulver, Pfeffer, Paprikapulver und Salz würzen.

5 Lachs in kleine Stücke schneiden. 1 TL Rapsöl in einer Pfanne erhitzen, darin den Lachs scharf anbraten. Spargel und Lachs auf dem Teigboden verteilen und die Eier-Quark-Mischung darübergießen. Die Quiche auf der mittleren Schiene 25–30 Min. backen.

Varianten: Für eine vegetarische Variante wird der Gemüseanteil auf 500 g erhöht. Wenn es schnell gehen muss, verwenden Sie einfach TK-Kaisergemüse. Gemüse, Fisch und auch Fleisch können Sie nach Belieben variieren, zum Beispiel passt auch Putenbrust, Brokkoli und Paprika.

Nährwerte pro Portion
425 kcal | 17 g F (3,5 g GFS) | 37 g KH | 11 g Z | 7 g BST | 32 g E | 3,9 g Salz | 2,3 g Beta-Glucan

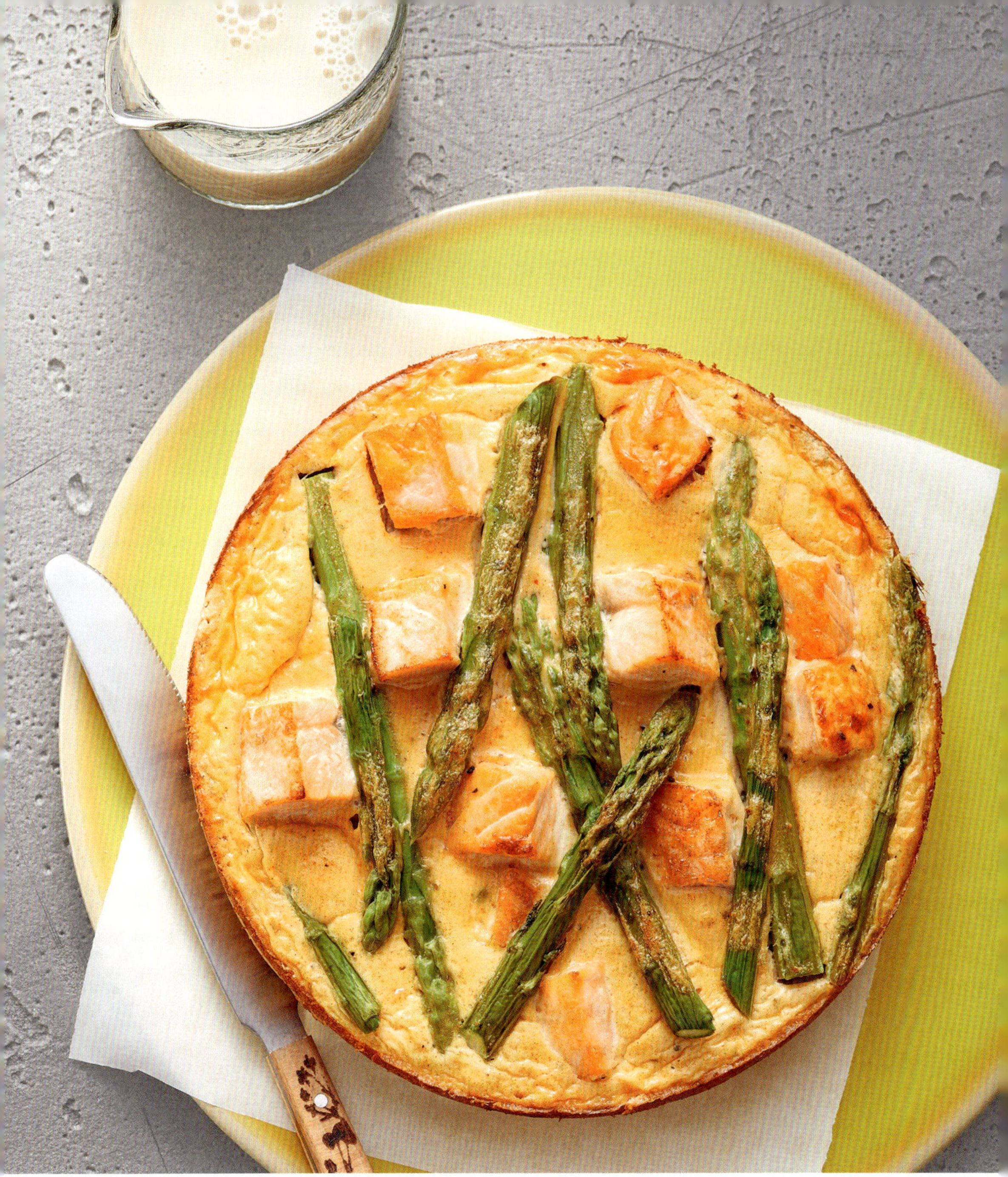

Tipp Sie haben kein Hafermehl im Haus? Verarbeiten Sie einfach 150 g zarte Haferflocken in einem Standmixer zu Mehl.

GLUTENFREI

Lachs-Spinat-Hafer-Lasagne

Diese mediterrane Lasagne überzeugt mit einem hohen Gehalt an gesunden Omega-3-Fettsäuren und sättigendem Eiweiß.

Für 4 Portionen à 240 g
Zubereitungszeit: 45 Min.
Backzeit: 30 Min.

1 kleine Zwiebel
3 Knoblauchzehen
200 g Lachsfilet
350 g frischer Blattspinat
1 TL Rapsöl
150 ml Hafersahne
1 TL Gemüsebrühe
1 TL Paprikapulver
1 TL Thymian
Salz, Pfeffer
150 g kernige Haferflocken
30 g Haferschmelz (siehe Seite 128)

Für die Haferbéchamel:

1 TL Rapsöl
4 EL Hafermehl
300 ml Haferdrink
Salz, Pfeffer

1 Für die Haferbéchamel in einem Topf mit dickem Boden das Öl erhitzen. Darin das Hafermehl unter ständigem Rühren anrösten. Nach und nach den kalten Haferdrink zugeben und kräftig weiterrühren, bis eine glatte Sauce entsteht. Salzen und pfeffern.

2 Backofen auf 180° (Ober-/Unterhitze) vorheizen.

3 Zwiebel und Knoblauch schälen und fein hacken. Lachsfilet in Streifen schneiden, Blattspinat waschen und grob hacken. Das Öl in einer Pfanne erhitzen, darin Zwiebel und Knoblauch anbraten. Lachsfilet dazugeben und kurz mitbraten, dann Spinat und Hafersahne unterrühren. Mit Gemüsebrühe, Paprikapulver, Thymian, Salz und Pfeffer würzen.

4 Alle Zutaten in eine Auflaufform schichten: Den Boden mit 3 EL Béchamelsauce bestreichen, diese mit Haferflocken bestreuen, ein Drittel von der Lachs-Spinat-Mischung daraufgeben und glatt streichen. Dies wiederholen, bis die Lachs-Spinat-Mischung aufgebraucht ist. Mit einer Schicht Haferflocken und Béchamelsauce abschließen und das Ganze mit trockenem Haferschmelz bestreuen.

5 Den Auflauf auf der mittleren Schiene ca. 30 Min. backen.

Nährwerte pro Portion
276 kcal | 10 g F (5,8 g GFS) | 29 g KH | 2 g Z | 7 g BST | 17 g E | 3,1 g Salz | 1,9 g Beta-Glucan

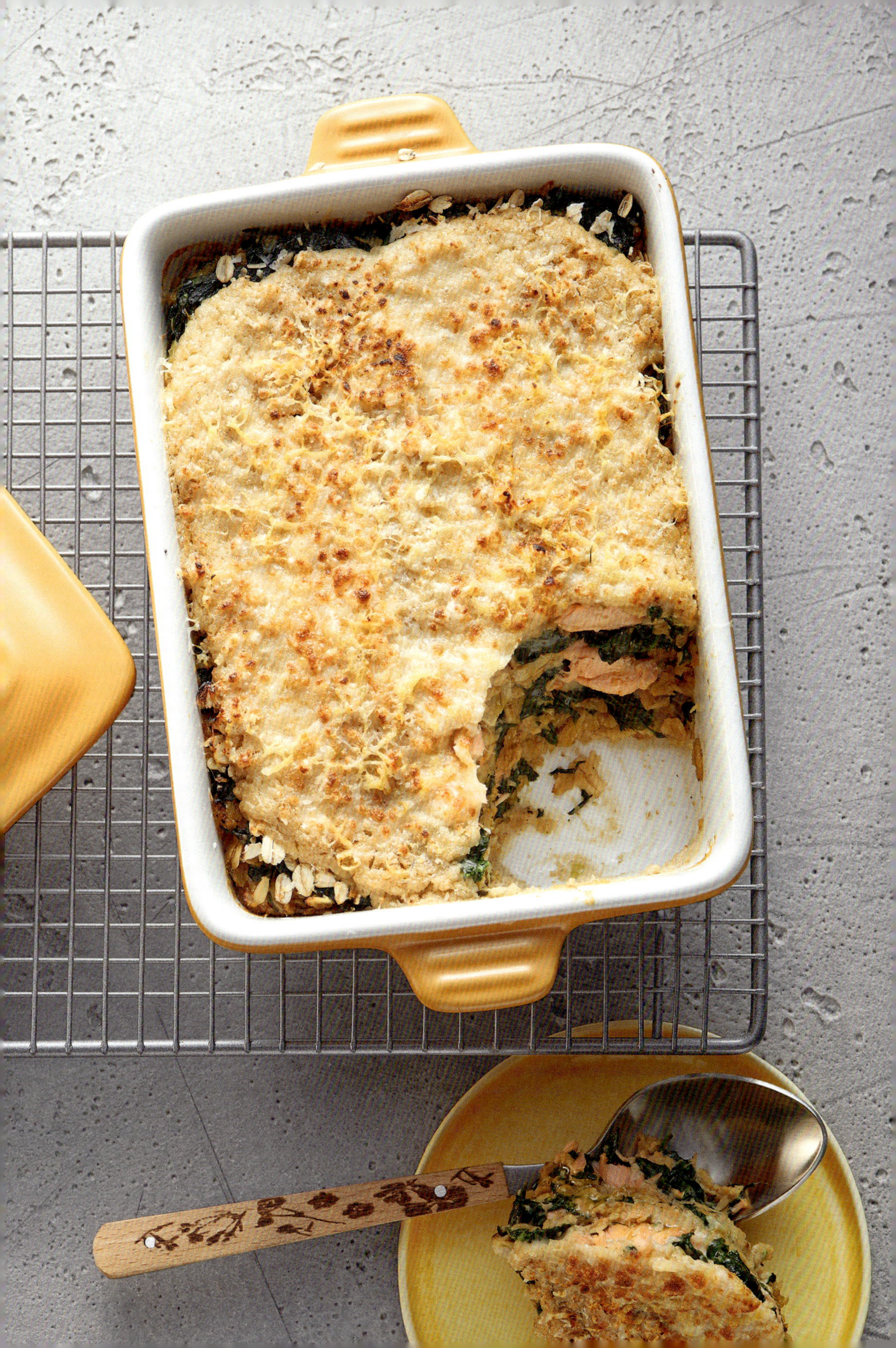

GLUTENFREI

Pizza HAWEI – Grundrezept

Das Grundrezept mit Tomatensauce und Haferschmelz können Sie ganz nach Ihren Wünschen variieren.

Für 4 Portionen à 145 g
Zubereitungszeit: 20 Min.
Backzeit: 30 Min.

Für den Teig:

230 g Hafermehl
30 g Eiweißpulver (Whey, neutral)
½ TL Natron
1 TL Backpulver, Salz
2 Eier, 200 g Magerquark

Für die Tomatensauce:

1 EL Tomatenmark, Salz
1 TL italienische Kräutermischung

Für den Haferschmelz:

25 g Haferschmelz (siehe Seite 128)
25 g Parmesan

1 Den Backofen auf 180° (Ober-/Unterhitze) vorheizen. Hafermehl mit Eiweißpulver, Natron, Backpulver und ½ TL Salz vermischen. Eier und Magerquark dazugeben und alles zu einem geschmeidigen Teig verarbeiten. Den Teig 5 Min. ruhen lassen.

2 In der Zwischenzeit Tomatenmark mit 3 EL Wasser, Salz und Kräutern zu einer cremigen Sauce verrühren.

3 Auf Backpapier zwei Pizzen (ca. 24 cm Ø) ausrollen und mit Tomatensauce bestreichen. Im vorgeheizten Ofen auf der mittleren Schiene ca. 15 Min. vorbacken.

4 Den Haferschmelz mit Parmesan und 50 ml Wasser in einen kleinen Topf geben und kurz aufkochen.

5 Die vorgebackenen Pizzaböden nach Belieben belegen und anschließend die Haferschmelz-Parmesan-Mischung darauf verteilen. Die Pizzas weitere 10–15 Min. auf der mittleren Schiene backen.

Varianten für den Belag: Für eine Pizza Tonno belegen Sie den Boden mit Thunfisch und Zwiebeln; für Pizza Parma mit rohem Schinken und Rucola; für Pizza Hawaii mit Kochschinken und Ananas; für eine vegetarische Pizza mit Gemüse nach Wahl.

Nährwerte pro Portion
289 kcal | 9 g F (2,6 g GFS) | 33 g KH | 3 g Z | 4 g BST | 22 g E | 0,7 g Salz | 2,3 g Beta-Glucan

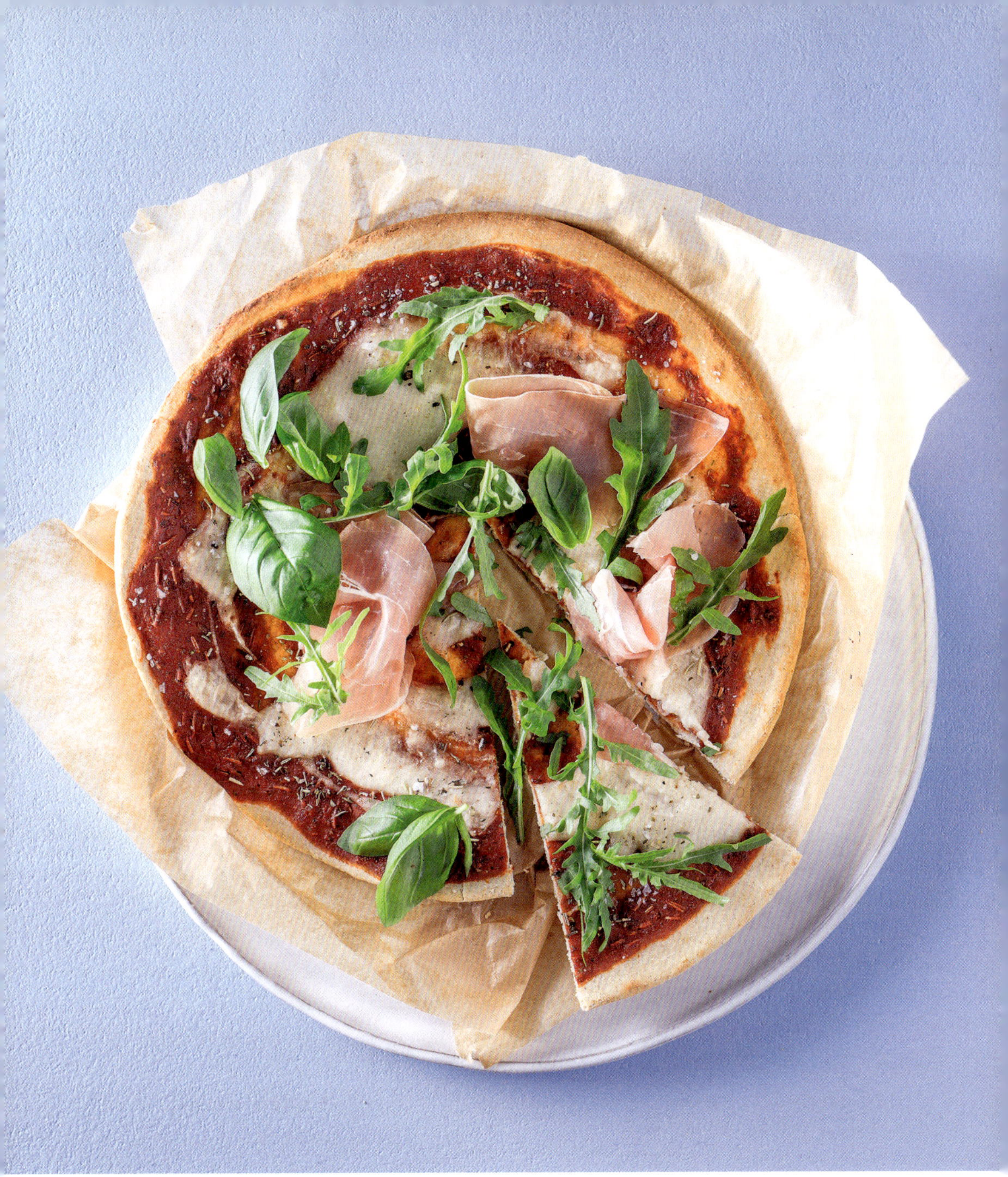

Tipp Ersetzen Sie die Hälfte des Quarks durch 100 g Zucchini: Zucchini raspeln, leicht salzen, gut ausdrücken und mit dem Quark vermengen. Das macht den Teig kalorienärmer.

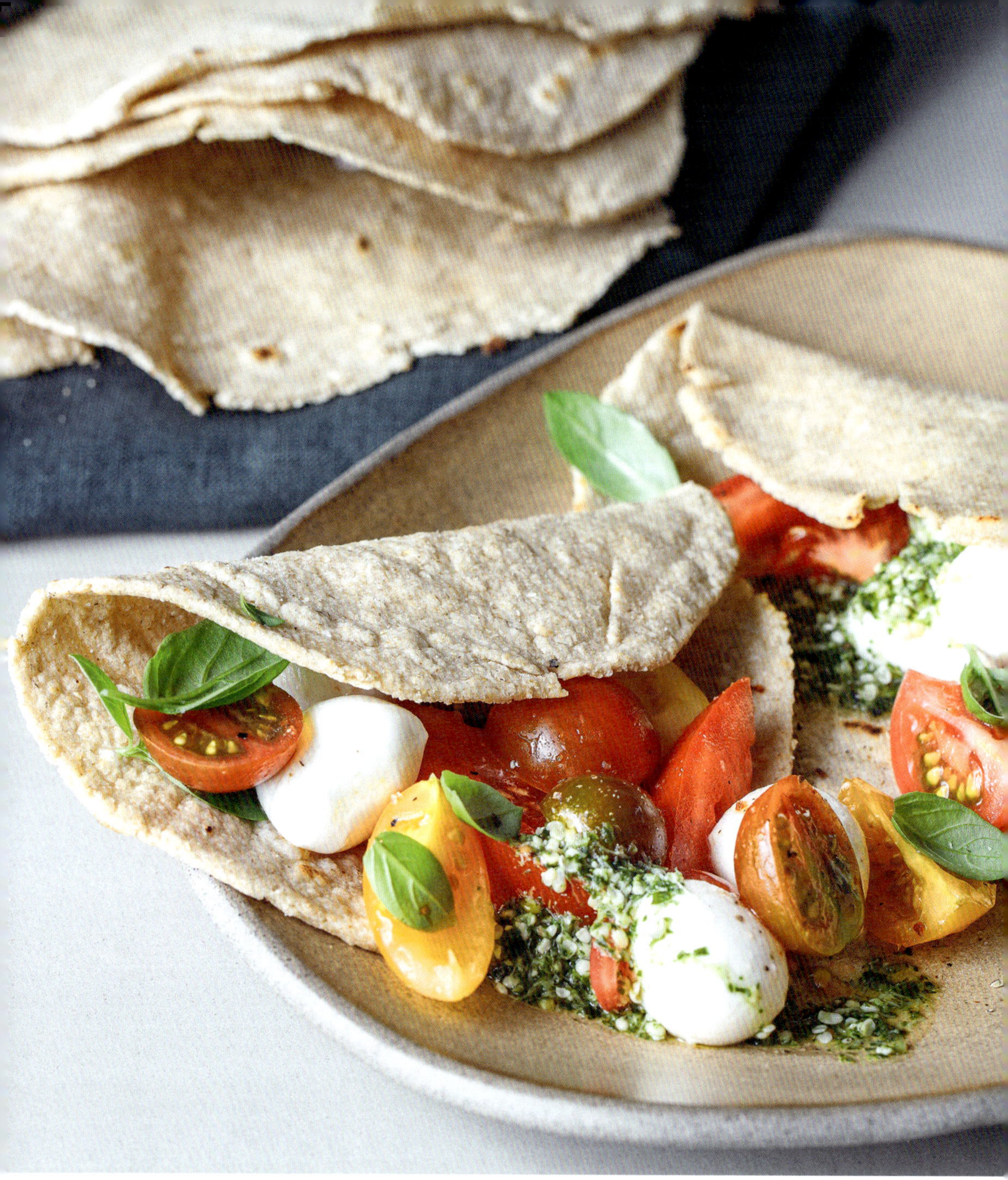

Tipps Für einen höheren Eiweißgehalt sorgen zum Beispiel HAWEI-Aufstriche und -Dips (siehe Seiten 90–91), Bohnen, Hähnchennuggets (siehe Seite 153) oder gegrillter Lachs. Wenn Sie kein Hafermehl im Haus haben, verarbeiten Sie einfach 250 g zarte Haferflocken in einem Standmixer zu Mehl.

VEGAN / GLUTENFREI

Ginas Haferwraps – Grundrezept

Wraps sind perfekt, um sie mit – süßen oder herzhaften – Lieblingszutaten zu füllen und zu Hause oder unterwegs zu genießen.

Für ca. 8 Portionen à 65 g
Zubereitungszeit: 45 Min.

½ TL Salz
1 TL Rapsöl
250 g Hafermehl

1 250 ml Wasser in einem Topf zum Kochen bringen. Salz und Öl hinzufügen und anschließend das Hafermehl gut einrühren. Die zunächst klebrige Masse weiter verrühren, bis ein geschmeidiger Teig entsteht und sich dieser vom Boden löst.

2 Den Topf vom Herd nehmen und den Teig zugedeckt ca. 5 Min. ruhen lassen.

3 Aus dem Teig kleine Kugeln formen, diese zu runden Fladen 1–2 mm dick ausrollen und die Wraps in einer unbeschichteten Pfanne jeweils 5 Min. backen. Nach der Hälfte der Zeit wenden.

4 Fertige Wraps auf einen Teller legen und mit einem feuchten Tuch bedecken, damit sie weich bleiben. Je nach Belieben belegen.

Variante: Füllen Sie den Wrap mexikanisch mit Kidneybohnen, Mais und Hackfleisch oder italienisch mit Mozzarella, Basilikum, Tomate und ein wenig Pesto.

Nährwerte pro Portion
123 kcal | 2 g F (0,3 g GFS) | 19 g KH | 0,3 g Z | 3 g BST | 4 g E | 0,4 g Salz | 1,4 g Beta-Glucan

VEGETARISCH / GLUTENFREI

Allerliebste Herzchen-waffeln

Diese Waffeln sind mit Liebe gebacken – eine süße Mahlzeit für die Kleinen.

Für ca. 6 Portionen à 115 g

Zubereitungszeit: 30 Min.

100 g Weizenmehl
1 TL Backpulver
150 g Apfel
50 g weiche Butter
2 EL Zucker
1 TL Vanillezucker
2 Eier
50 g zarte Haferflocken
200 g Magerquark

Außerdem:

1 Herz-Waffeleisen

1 Das Mehl mit dem Backpulver mischen.

2 Apfel waschen, schälen und fein reiben.

3 45 g Butter, Zucker, Vanillezucker und Eier schaumig rühren.

4 Mehl und Apfel zusammen mit Haferflocken und Quark in die Butter-Zucker-Masse einrühren. Den Teig 10 Min. quellen lassen.

5 Das Waffeleisen vorheizen und einmalig mit der restlichen Butter (ca. 5 g) einpinseln. Für jede Waffel 2–3 EL Teig in die Mitte geben und goldbraun backen.

Variante: Ersetzen Sie den Apfel durch geriebene Möhren.

Tipp Um den Ballaststoffgehalt zu erhöhen, können Sie Weizenvollkornmehl verwenden.

Nährwerte pro Portion

224 kcal | 10 g F (2,7 g GFS) | 24 g KH | 10 g Z | 4 g BST | 10 g E | 0,1 g Salz | 0,3 g Beta-Glucan

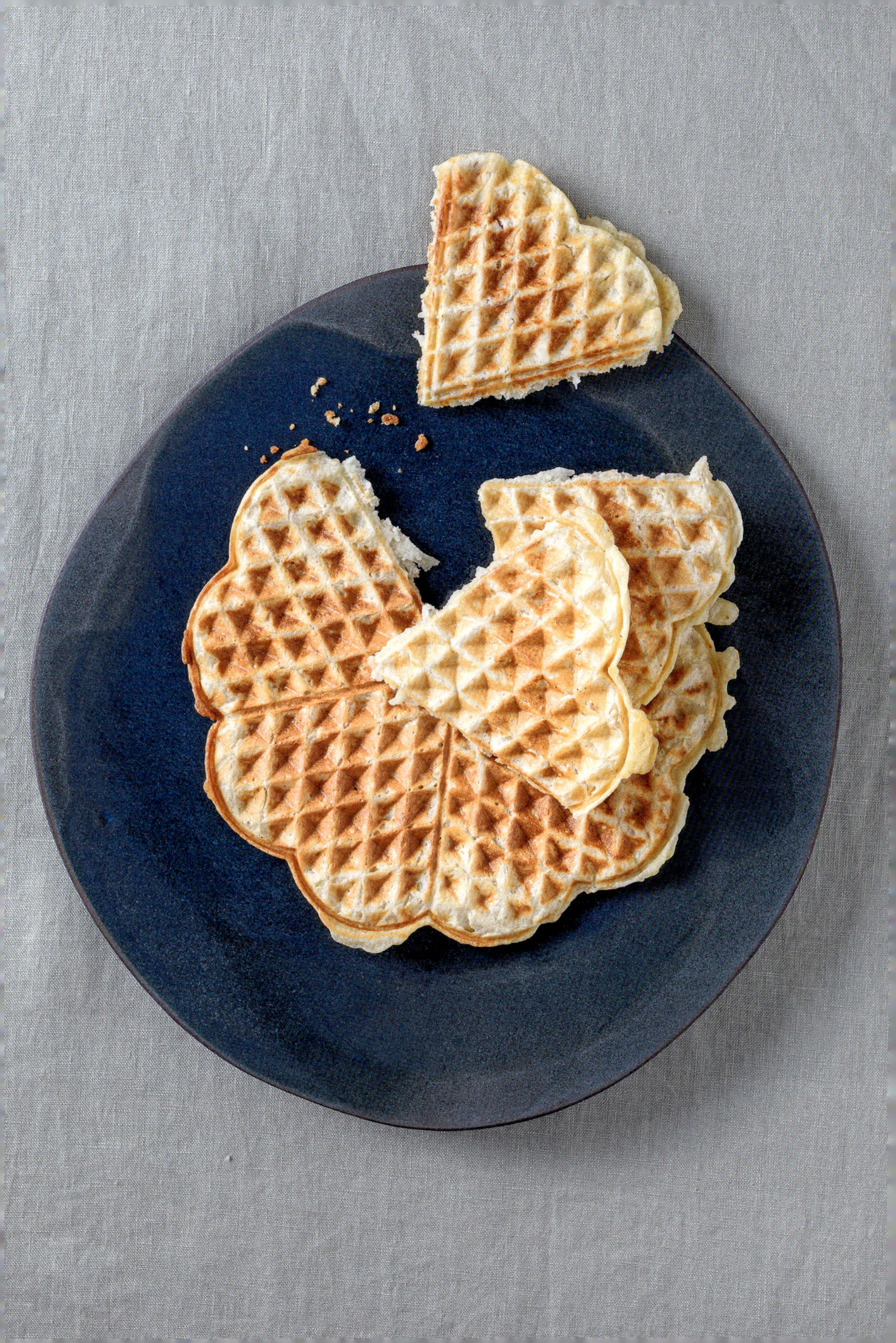

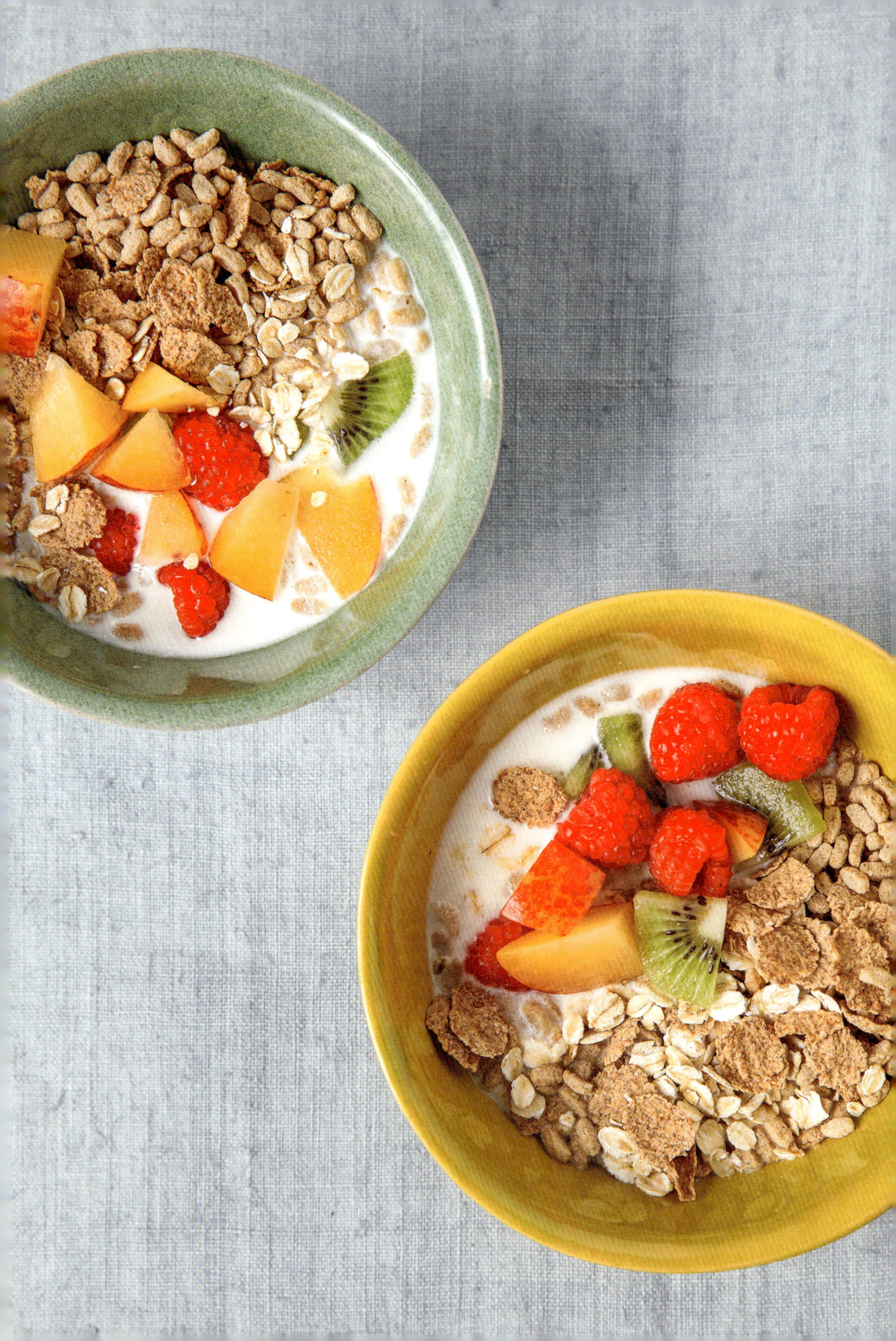

VEGETARISCH / VEGAN

Annas Morgenmüsli für Kinder

Diese leckere Eigenkreation meiner Tochter Anna möchte ich Ihnen nicht vorenthalten.

Für 1 Portion à 260 g

Zubereitungszeit: 3 Min.

20 g zarte oder kernige Haferflocken
20 g Haferpops
20 g Dinkelflakes
200 ml Haferdrink oder Kuhmilch

1 Alle Zutaten in eine Schüssel geben und mit warmer oder kalter Milch oder Haferdrink auffüllen.

Variante: Das Müsli kann ganz nach persönlichen Vorlieben mit Nüssen, Granola (siehe Seite 80), Obst oder Beeren verfeinert werden.

Tipp Je nach Alter des Kindes können Sie die Portion vergrößern.

Nährwerte pro Portion
300 kcal | 6 g F (0,9 g GFS) | 50 g KH | 5 g Z | 8 g BST | 7 g E | 0,5 g Salz | 1,6 g Beta-Glucan

GLUTENFREI

Fischstäbchen mit Haferpanade

Die meisten Kinder lieben Fischstäbchen – was gut ist, denn die Omega-3-Fettsäuren im Fisch unterstützen die kindliche Entwicklung.

Für 2 Portionen à 80 g
Zubereitungszeit: 15 Min.

160 g Seelachsfilet (ersatzweise Zanderfilet)
Salz
Pfeffer
1 Ei
20 g Hafermehl
20 g kernige Haferflocken
1 EL Rapsöl

1 Fischfilet in ca. 3 cm breite Streifen schneiden und mit Salz und Pfeffer würzen.

2 Das Ei in einer flachen Schale verquirlen. Hafermehl und Haferflocken jeweils auf einen kleinen Teller geben. Fischstücke in Hafermehl wälzen, dann in Ei tunken und anschließend in Haferflocken wälzen.

3 Das Öl in einer Pfanne erhitzen und den panierten Fisch bei mittlerer Hitze je 3 Min. von beiden Seiten goldbraun und knusprig braten.

Variante: Für eine luftige Panade das Ei mit dem Hafermehl vermengen, die Fischstücke in die Hafer-Ei-Masse tunken und braten.

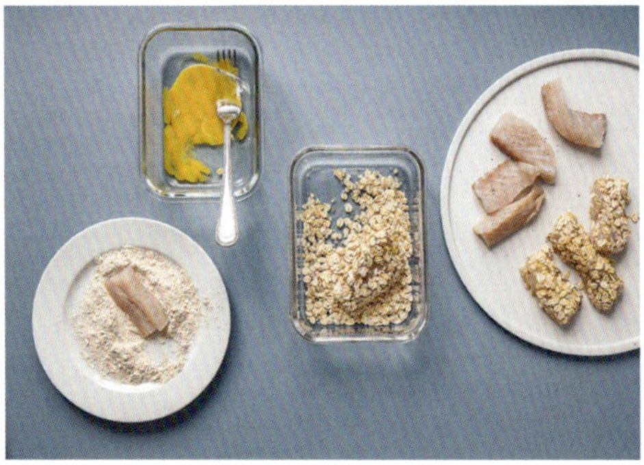

Haferflocken, Hafermehl und Ei – mehr brauchen Sie nicht für eine knusprige Panade.

Nährwerte pro Portion
191 kcal | 12 g F (1,9 g GFS) | 7 g KH | 0 g Z | 1 g BST | 13 g E | 0,1 g Salz | 0,5 g Beta-Glucan

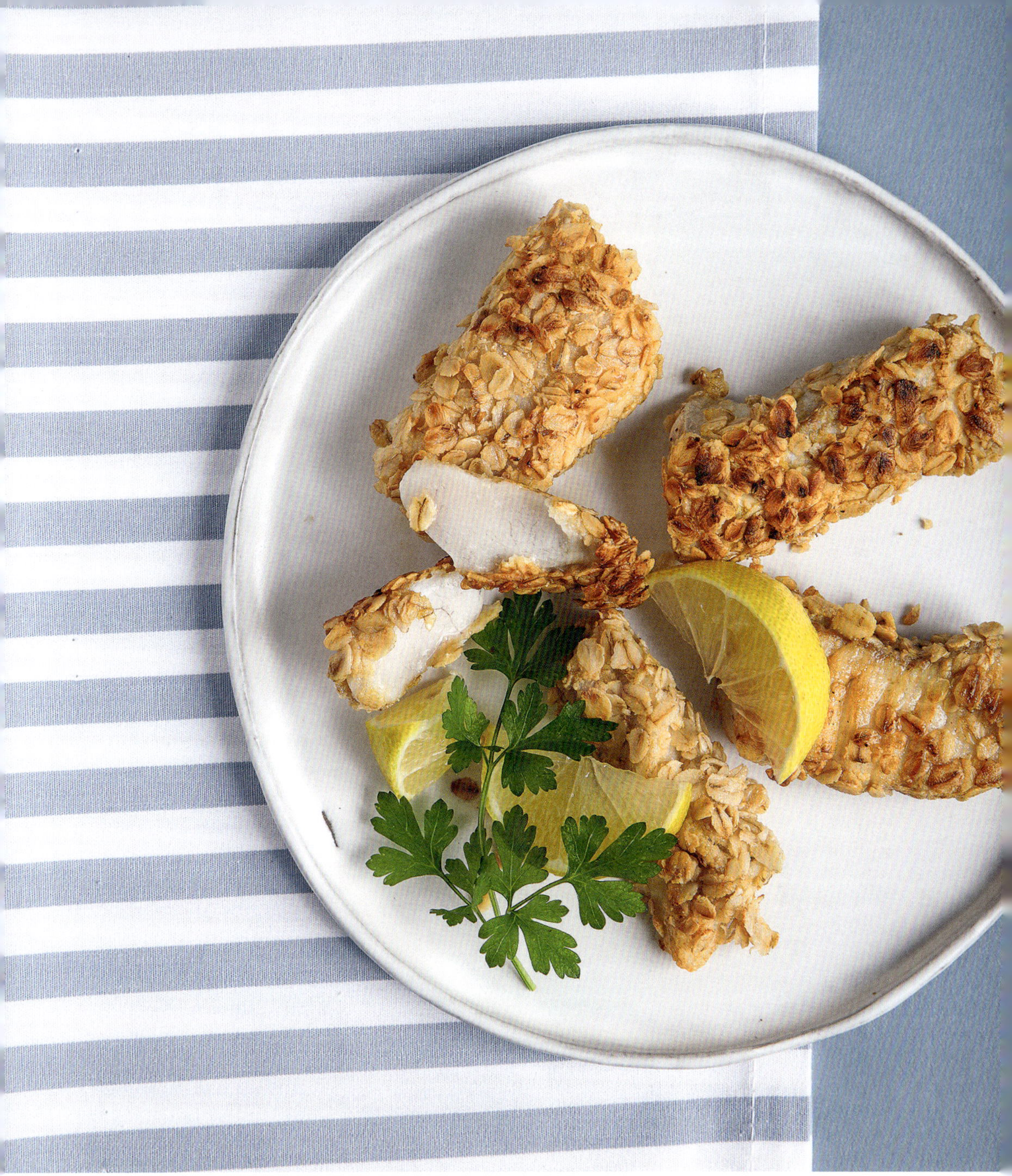

Tipp Die Fischstäbchen lassen sich sehr gut in einer Heißluftfritteuse oder im Backofen zubereiten: In der Heißluftfritteuse sind sie nach 15 Min. fertig, im vorgeheizten Backofen brauchen sie 20 Min. Nach der Hälfte der Backzeit einmal wenden.

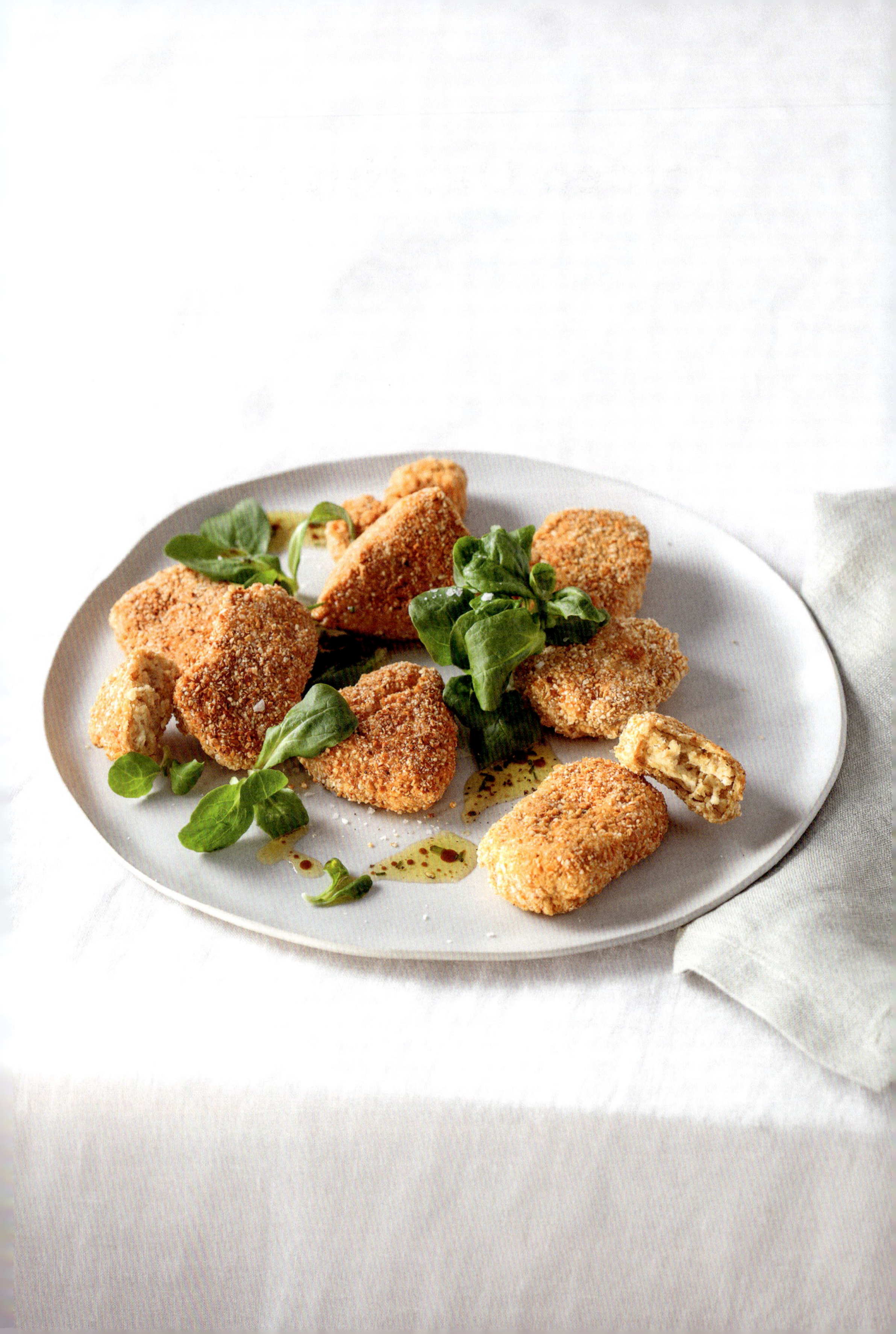

GLUTENFREI

Golden Oat Nuggets

Die klassischen Hähnchennuggets mal anders – gesund, lecker und mit der Extraportion Hafer.

Für 4 Portionen à 3 Stück
Zubereitungszeit: 40 Min.

- 100 g zarte Haferflocken
- 100 ml Gemüsebrühe
- 100 g Hähnchenbrustfilet
- 1 Ei
- 1 Prise Knoblauchpulver
- Pfeffer
- Salz
- 3 EL Haferkleie
- 1 EL Rapsöl

1 Die Haferflocken mit der Gemüsebrühe in eine Schale geben und einweichen lassen.

2 Hähnchenbrustfilet klein schneiden und mit dem Pürierstab fein mixen. Eingeweichte Haferflocken, Ei, Knoblauchpulver, Pfeffer und Salz dazugeben, alles gut mischen und mit angefeuchteten Händen aus der Masse kleine Nuggets formen.

3 Die Haferkleie auf einen Teller geben und die Nuggets darin wälzen.

4 Das Öl in einer Pfanne erhitzen und die Nuggets rundum goldbraun braten.

Variante: Statt in Haferkleie können Sie die Nuggets auch in Hafermehl oder kernigen Haferflocken wälzen.

Tipps Die Nuggets lassen sich auch prima in der Heißluftfritteuse backen.
Sie sind ein leckeres Fingerfood oder eine ideale eiweißreiche Beilage zum Wrap (siehe Seite 145) oder zum Salat.

Nährwerte pro Portion
232 kcal | 10 g F (1,9 g GFS) | 19 g KH | 5 g Z | 3 g BST | 14 g E | 0,7 g Salz | 1,4 g Beta-Glucan

GLUTENFREI

Kids Burger

Lecker und saftig –dieser Burger schmeckt Klein und Groß und bietet viele Variationsmöglichkeiten.

1 Die Brötchen und Hackfrikadellen wie in den Rezepten beschrieben zubereiten.

2 Salatblätter waschen und trocken tupfen. Tomaten waschen und in Scheiben schneiden.

3 Die Brötchenhälften mit Ketchup bestreichen. Die untere Hälfte mit je 2 Salatblättern belegen, darauf das Patty legen. Dieses mit etwas Senf bestreichen und mit Tomatenscheiben belegen.

4 Die Oberseite des Brötchens auflegen und leicht andrücken.

Varianten: Sie können auch fertige Burger Buns aus dem Supermarkt verwenden.
Die Zutaten lassen sich nach Belieben austauschen oder erweitern. Gewürzgurke, BBQ-Sauce oder etwas Käse – jeder kann sich seinen Burger nach Geschmack belegen.
Als Patty schmecken auch die Möhrenbratlinge (siehe Seite 116) sehr lecker.

Für 4 Portionen à 210 g
Zubereitungszeit: 50 Min.

4 Brötchen »Magenfein« (siehe Seite 92)
4 Haferhackfrikadellen (siehe Seite 124)
8 Salatblätter
2 kleine Tomaten
4 TL Ketchup
4 TL Senf

Nährwerte pro Portion
399 kcal | 12 g F (3,2 g GFS) | 36 g KH | 4 g Z | 8 g BST | 26 g E | 1,6 g Salz | 2,4 g Beta-Glucan

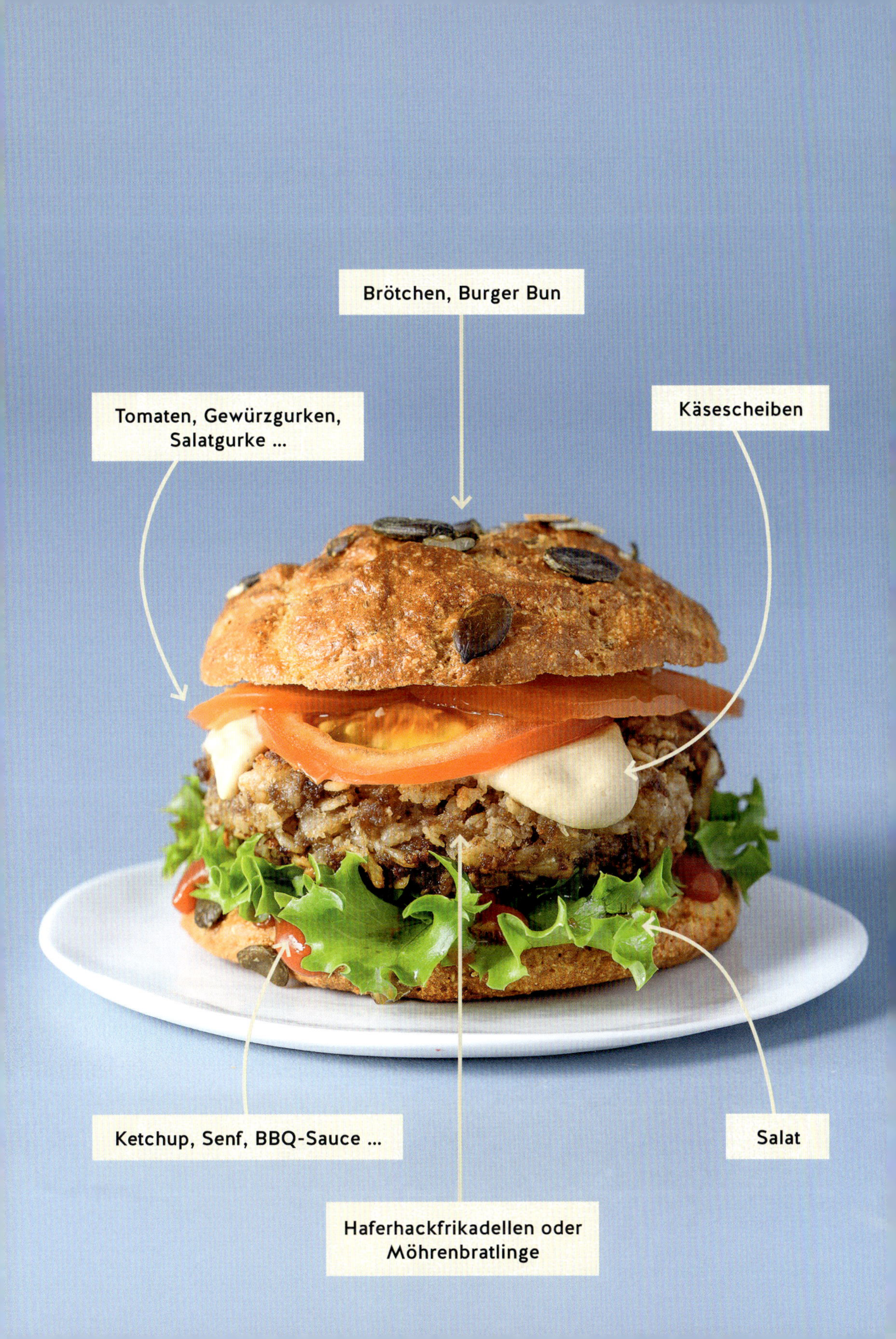
Brötchen, Burger Bun
Tomaten, Gewürzgurken, Salatgurke ...
Käsescheiben
Ketchup, Senf, BBQ-Sauce ...
Salat
Haferhackfrikadellen oder Möhrenbratlinge

VEGETARISCH / GLUTENFREI

Pfannkuchen

Pfannkuchen sind beliebt bei Groß und Klein. Sie lassen sich vielseitig variieren und schmecken zu jeder Tageszeit.

Für 8 Stück à 40 g

Zubereitungszeit: 30 Min.

- 100 g zarte Haferflocken
- 50 ml Haferdrink
- 1 TL Backpulver
- 1 Pck. Vanillezucker
- 50 g Magerquark
- 2 Eier
- Salz

1 Haferflocken, Haferdrink, Backpulver und Vanillezucker in eine Schüssel geben und gut vermengen. Magerquark, Eier und 1 Prise Salz dazugeben und alles zu einem Teig verrühren.

2 Den Teig 10 Min. ruhen lassen. Anschließend noch einmal gut durchrühren.

3 Eine beschichtete Pfanne erhitzen und darin nacheinander acht Pfannkuchen backen. Die Pfannkuchen jeweils nach ca. 2 Min. einmal wenden.

Variante: Wahlweise statt Magerquark 30 g Eiweißpulver und insgesamt 100 ml Haferdrink verwenden.

Tipp Wenn Sie den Vanillezucker weglassen, schmecken die Pfannkuchen neutral. Dann können sie nach Belieben süß oder herzhaft belegt werden.

Nährwerte pro Portion
77 kcal | 3 g F (0,6 g GFS) | 8 g KH | 0,4 g Z | 1 g BST | 4 g E | 0,1 g Salz | 0,6 g Beta-Glucan

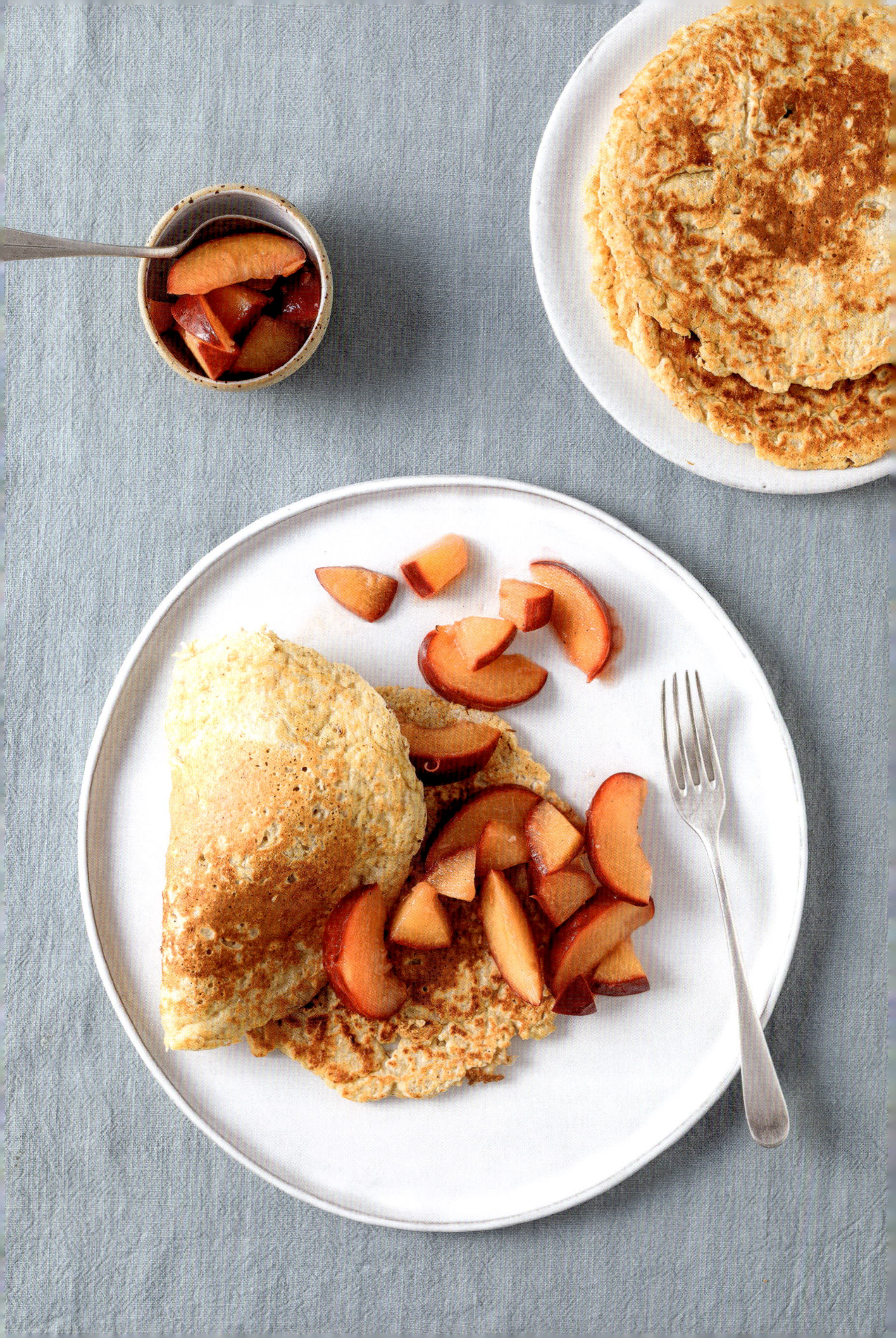

VEGETARISCH / GLUTENFREI

Hafer-Cantuccini

Cantuccini sind mein Lieblingsgebäck – sie werden doppelt gebacken und sind dadurch lange haltbar. Hier gibt es eine sehr feine Hafervariante.

1 Den Backofen auf 180° (Ober-/Unterhitze) vorheizen.

2 Sämtliche Zutaten in eine Schüssel geben und zu einem festen Teig verarbeiten. Aus dem Teig zwei Rollen mit etwa 4 cm Durchmesser formen. Die Rollen auf ein mit Backpapier belegtes Backblech legen und mit den Fingern sanft etwas andrücken.

3 Die Rollen auf der mittleren Schiene 15–20 Min. backen. Herausnehmen, abkühlen lassen, dann in 1 cm dicke Scheiben schneiden.

4 Die Cantuccini mit der Schnittfläche wieder auf das Backblech legen und in 15 Min. knusprig backen.

Für 25 Stück à 12 g
Zubereitungszeit: 10 Min.
Backzeit: 35 Min.

120 g Hafermehl
1 Ei
100 g Mandeln
½ TL Backpulver
40 g Zucker
5–10 Tropfen Bittermandelaroma

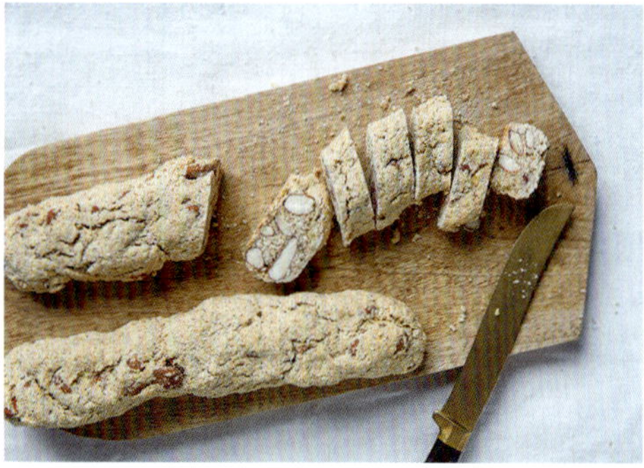

Die vorgebackenen Rollen werden schräg in Stücke geschnitten.

Nährwerte pro Portion
48 kcal | 2 g F (0,3 g GFS) | 4 g KH | 2 g Z | 1 g BST | 2 g E | 0 g Salz | 0,2 g Beta-Glucan

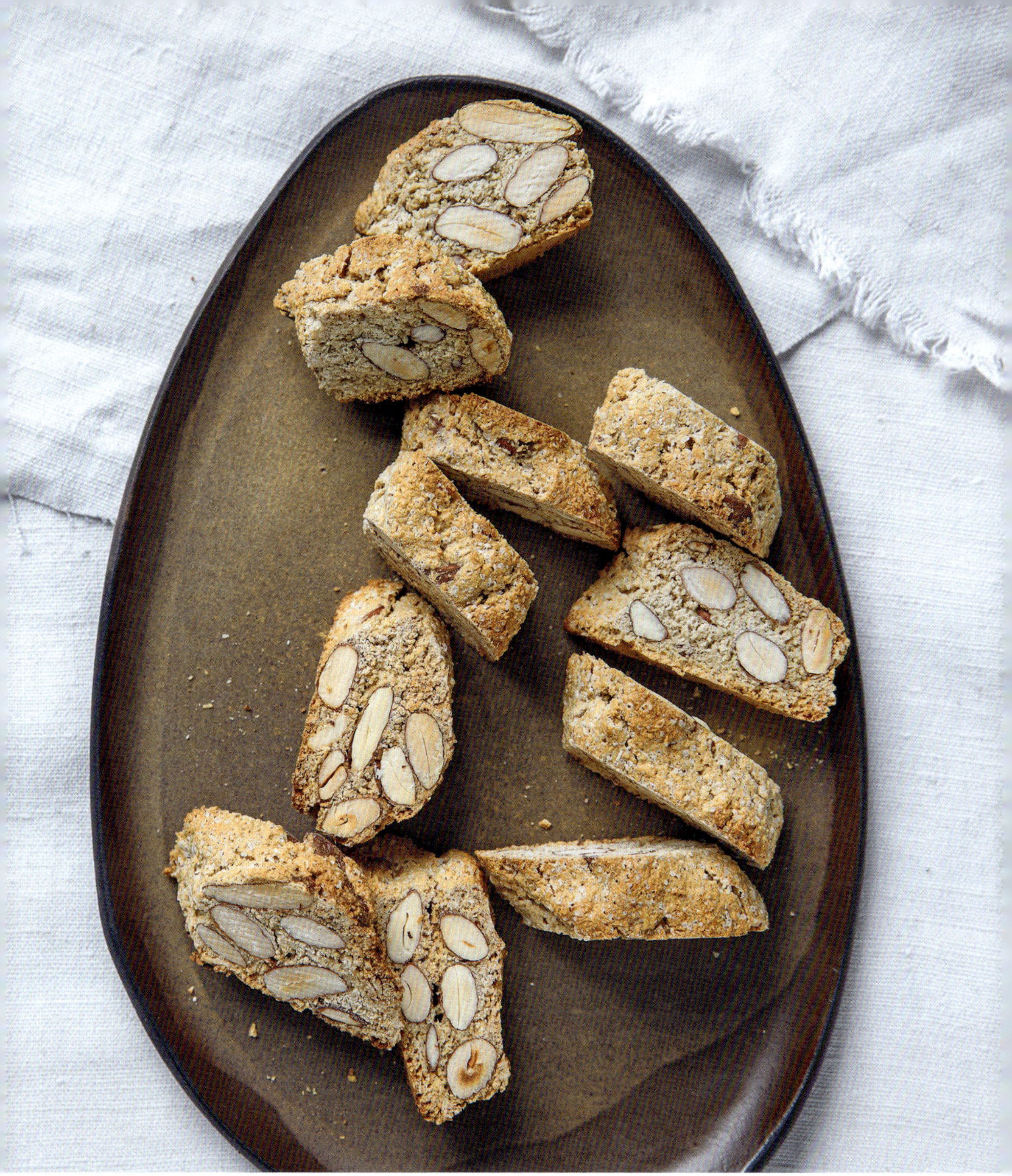

Tipp Das Mandelgebäck aus Italien passt hervorragend zum Kaffee am Nachmittag und lässt sich in einem luftdichten Glas bis zu zwei Wochen lagern. Um Hafermehl selbst herzustellen, verarbeiten Sie einfach 120 g zarte Haferflocken in einem Standmixer zu Mehl.

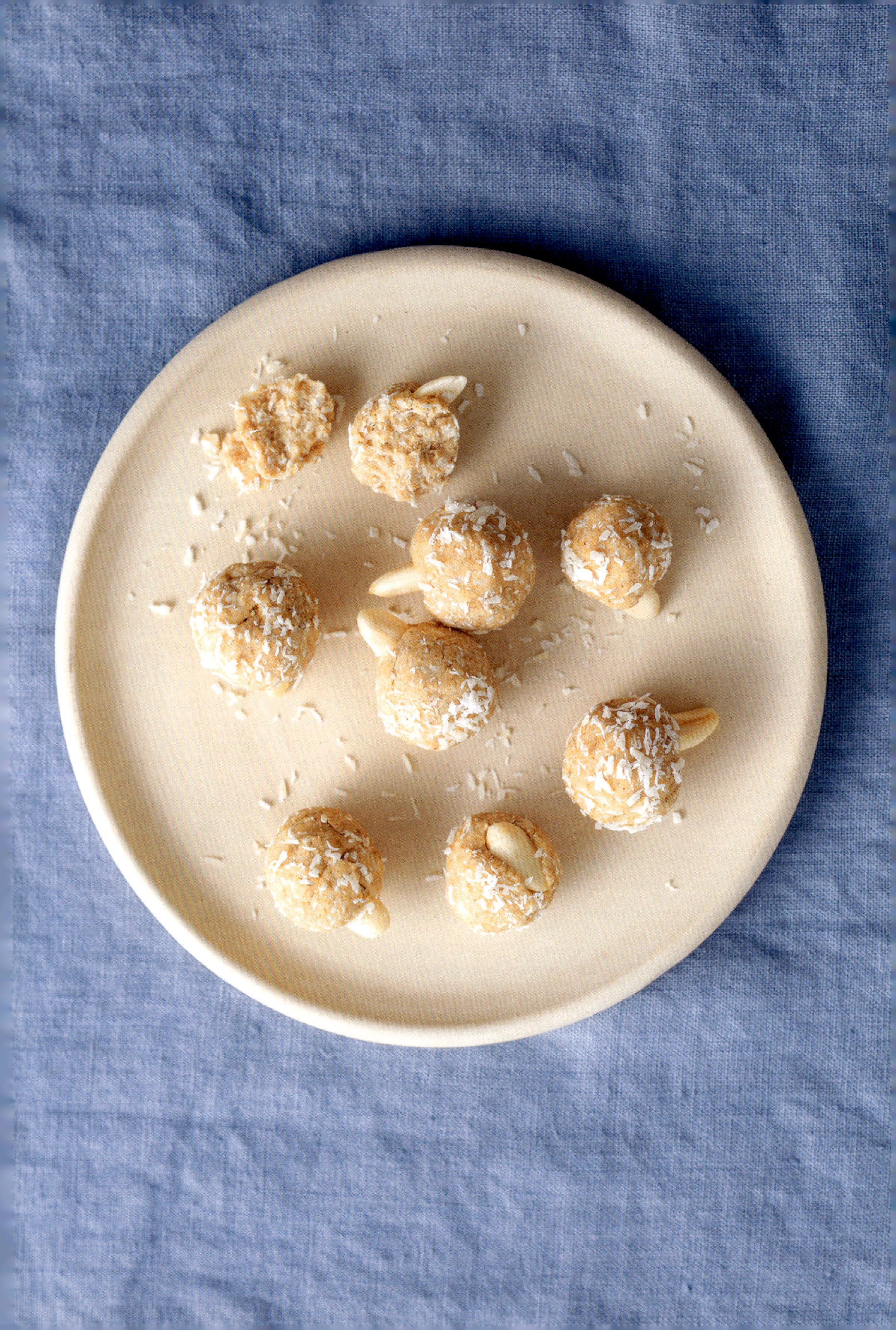

VEGAN / GLUTENFREI

Haferello

Die Haferellos sind für alle Kokos-Liebhaber der perfekte Snack nach einer Mahlzeit oder zum Kaffee.

Für 20 Stück à 12 g

Zubereitungszeit: 20 Min.

Einweichzeit: 60 Min.

20 Mandeln
100 g Hafermehl
30 ml Haferdrink
40 g Kokospaspel
1½ EL Agavendicksaft

1 Die Mandeln mit heißem Wasser bedecken und 1 Std. ziehen lassen, anschließend die Haut einfach mit den Fingern abschälen.

2 Hafermehl, Haferdrink und 30 g Kokospaspel mit Agavendicksaft in eine Schüssel geben und zu einem Teig kneten. Wenn der Teig zu fest ist, noch 1–2 EL Wasser dazugeben.

3 Aus dem Teig mit angefeuchteten Händen kleine Kugeln formen und in die Mitte jeder Kugel eine Mandel stecken.

4 Die Kugeln in den restlichen Kokosraspeln (10 g) wälzen, auf einen großen Teller legen, abdecken und im Kühlschrank lagern.

Tipps Im Kühlschrank halten sich die Haferellos bis zu 5 Tage.
Schneller geht es, wenn Sie blanchierte Mandeln verwenden.
Sie haben kein Hafermehl im Haus? Verarbeiten Sie einfach 100 g zarte Haferflocken in einem Standmixer zu Mehl.

Nährwerte pro Portion
48 kcal | 2 g F (1,4 g GFS) | 5 g KH | 1 g Z | 1 g BST | 1 g E | 0,1 g Salz | 0,3 g Beta-Glucan

VEGETARISCH / GLUTENFREI

Blaubeerkuchen HAWEI

Der eiweißreiche Blaubeerkuchen ist ein echter Genuss, sowohl zum Frühstück als auch zum Kaffee am Nachmittag.

1 Backofen auf 180° (Ober-/Unterhitze) vorheizen.

2 Haferdrink mit Honig, Vanilleextrakt und Eiern gut vermengen. Haferflocken, Hafermehl, Backpulver und Salz dazugeben und alles gut verrühren.

3 Die Blaubeeren waschen, abtropfen lassen und verlesen. Eine Auflaufform (20 × 30 cm) einfetten und die Masse hineingeben. Die Blaubeeren drauf verteilen.

4 Den Kuchen auf der mittleren Schiene in etwa 45 Min. goldbraun backen. Aus dem Ofen nehmen und abkühlen lassen.

Varianten: Statt der Blaubeeren können Sie Himbeeren oder eine Beerenmischung verwenden.
Der Kuchen schmeckt auch mit Äpfeln sehr fein: 1 großen Apfel waschen, in kleine Stücke schneiden, mit etwas Zimt vermengen und auf die Hafermasse in der Auflaufform verteilen. Dann wie beschrieben backen.

Tipps Verwenden Sie TK-Beeren, dies erleichtert die Zubereitung.
Die Hafermasse ist vor dem Backen sehr flüssig. Beim Backen nehmen die Haferflocken die überschüssige Feuchtigkeit auf, sodass ein saftiger Kuchen entsteht.

Für 6 Portionen à 150 g
Zubereitungszeit: 15 Min.
Backzeit: 45 Min.

- 500 ml Haferdrink
- 3 EL Honig
- 3–4 Tropfen Vanilleextrakt (nach Belieben)
- 2 Eier
- 250 g kernige Haferflocken
- 50 g Hafermehl
- 1 TL Backpulver
- Salz
- 60 g Blaubeeren

Außerdem:

- Fett für die Form

Nährwerte pro Portion
250 kcal | 6 g F (1,2 g GFS) | 37 g KH | 7 g Z | 6 g BST | 8 g E | 0,2 g Salz | 2,2 g Beta-Glucan

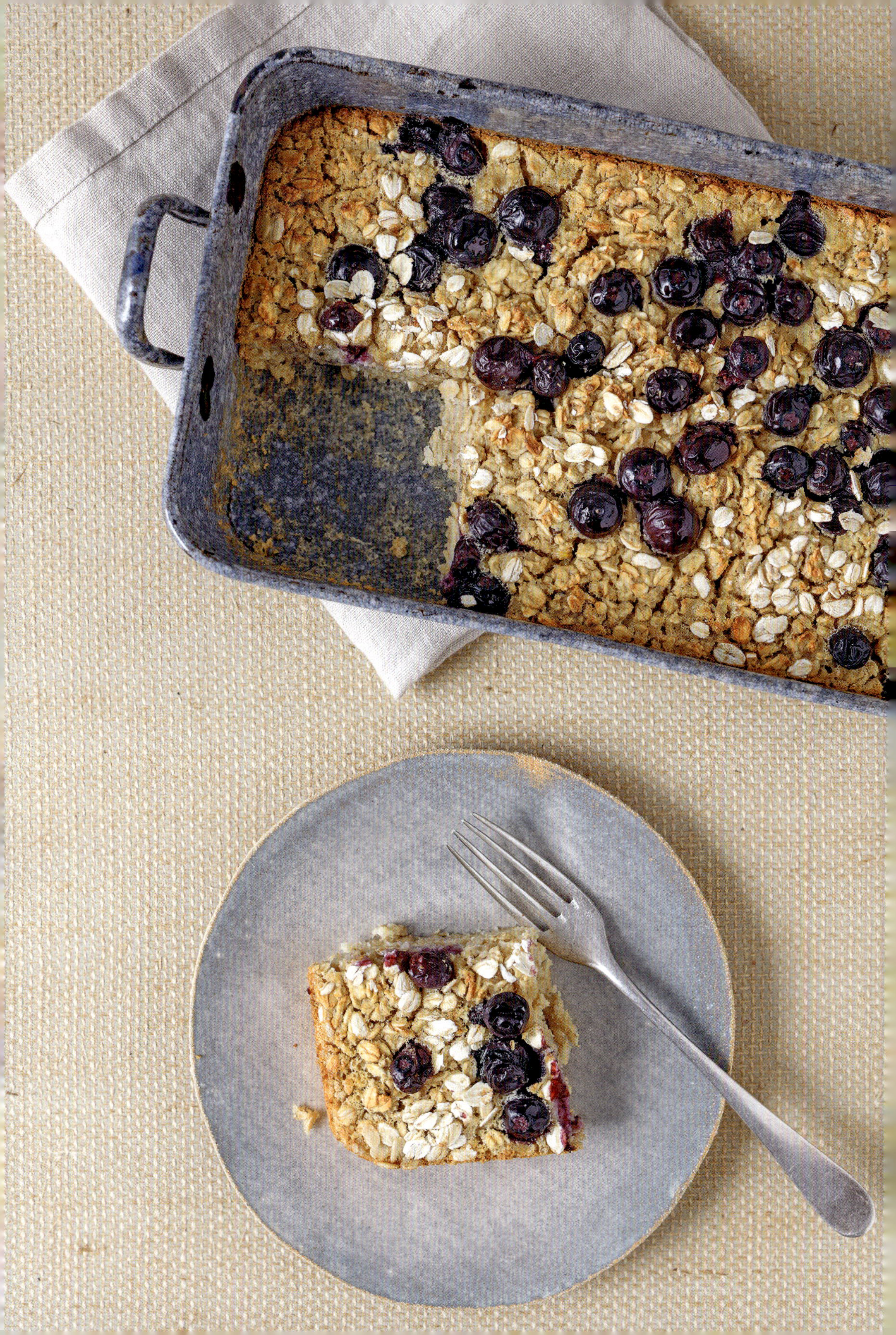

VEGETARISCH / GLUTENFREI

Fruchteis HAWEI

Fruchtig und eiweißreich – eine leckere und gesunde Erfrischung, im Handumdrehen zubereitet.

Für 2 Portion à 220 g
Zubereitungszeit: 5 Min.

300 g TK-Erdbeeren
3 EL Honig
30 g Eiweißpulver (Whey, neutral)
250 ml Hafersahne

1 Erdbeeren, Honig und Eiweißpulver mit dem Pürierstab cremig mixen.

2 Die Hafersahne hinzugeben und alles ca. 1 Min. weitermixen.

3 Das Eis in zwei Schälchen füllen und genießen.

Varianten: Die Erdbeeren können Sie nach Belieben ersetzen, zum Beispiel durch Himbeeren oder eine Beerenmischung.
Um das Eis mit frischen Erdbeeren zuzubereiten, brauchen Sie eine Eismaschine. Darin wird die pürierte Masse langsam und unter Rühren gefroren, so wird das Eis schön cremig.

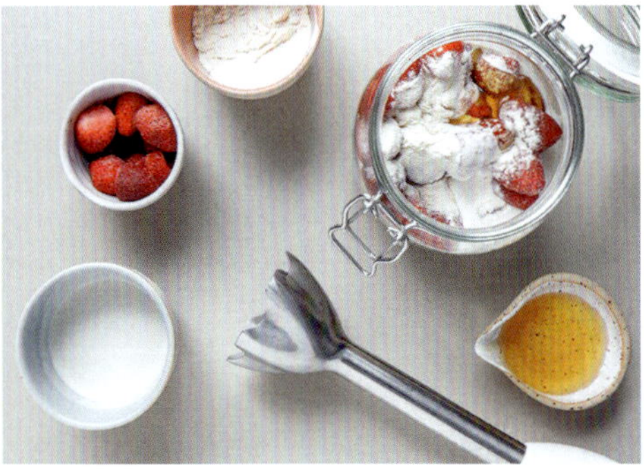

Aus lediglich vier Zutaten mixen Sie ein köstliches Eis.

Nährwerte pro Portion
210 kcal | 8 g F (1,1 g GFS) | 22 g KH | 16 g Z | 3 g BST | 10 g E | 1,7 g Salz | 0,2 g Beta-Glucan

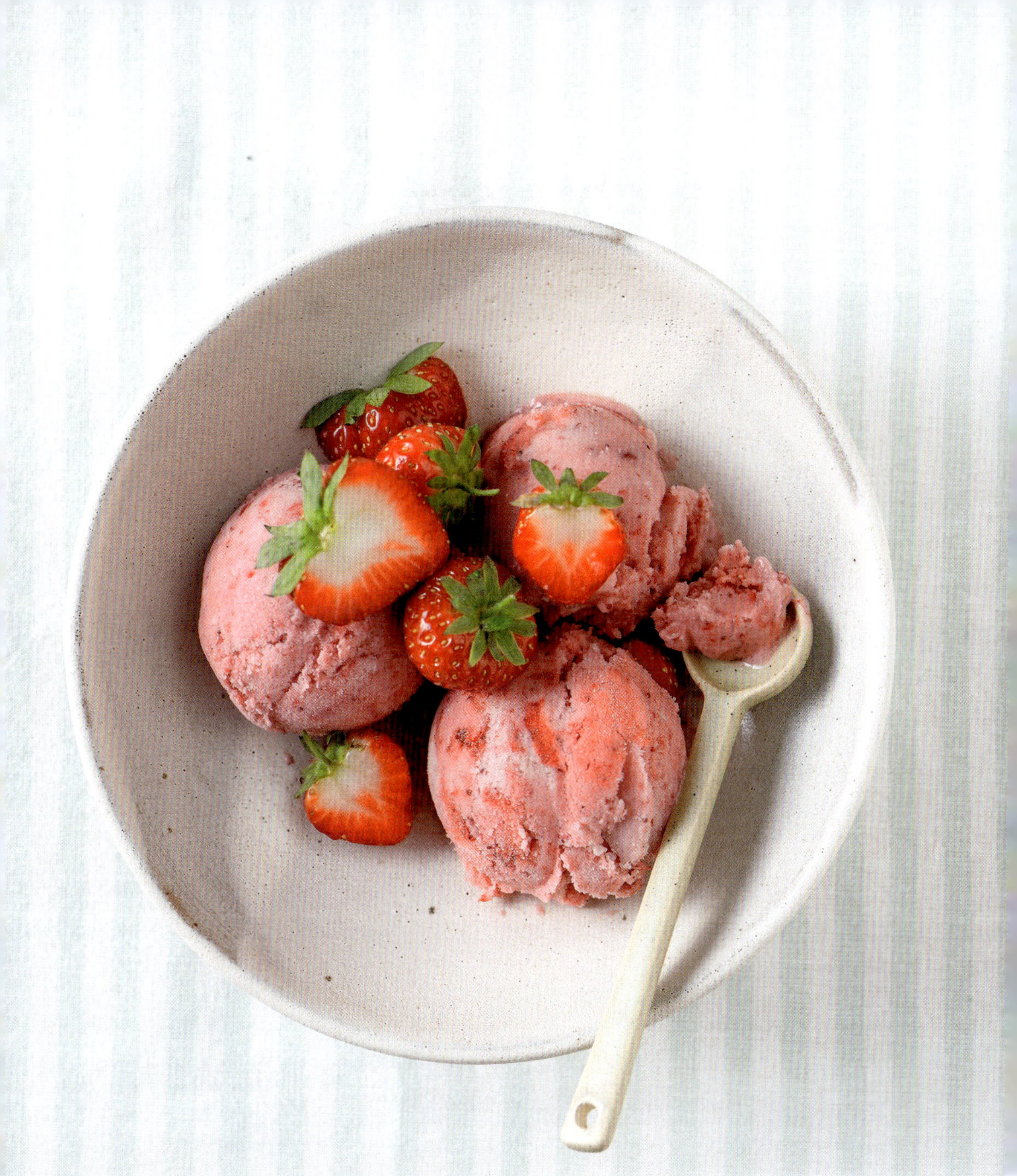

Tipp Stellen Sie die Eismasse nach dem Pürieren nochmals für ca. 1 Std. ins Tiefkühlfach, dann lassen sich Kugeln ausstechen.

VEGETARISCH / GLUTENFREI

Schoko-Haferpops

Naschkatzen aufgepasst: ein kleiner Snack für alle, die es süß und kross mögen.

1 Cashewkerne klein hacken und in einer Pfanne ohne Fett kurz anrösten. Die Kerne zusammen mit Haferpops und Haferkleie in eine Schüssel geben und mit Agavendicksaft vermengen.

2 Die Schokolade zerkleinern und über dem Wasserbad schmelzen. Anschließend die geschmolzene Schokolade mit der Hafermischung vermengen.

3 Mit zwei nassen Esslöffeln aus der Masse kleine Portionen abnehmen und auf einem mit Backpapier ausgelegten Teller verteilen.

4 Die Schoko-Haferpops für ca. 1 Std. kalt stellen.

Variante: Sie können auch andere Nüsse verwenden oder verschiedene Nüsse kombinieren.

Tipp Schoko-Haferpops lassen sich im Kühlschrank bis zu 5 Tage luftdicht verschlossen lagern.

Für 8 Portionen à 30 g
Zubereitungszeit: 20 Min.
Kühlzeit: 1 Std.

25 g Cashewkerne
60 g Haferpops
60 g Haferkleie
2 EL Agavendicksaft
100 g Zartbitterschokolade (mind. 85 % Kakaogehalt)

Nährwerte pro Portion
133 kcal | 5 g F (3,1 g GFS) | 19 g KH | 10 g Z | 2 g BST | 2 g E | 0 g Salz | 0,8 g Beta-Glucan

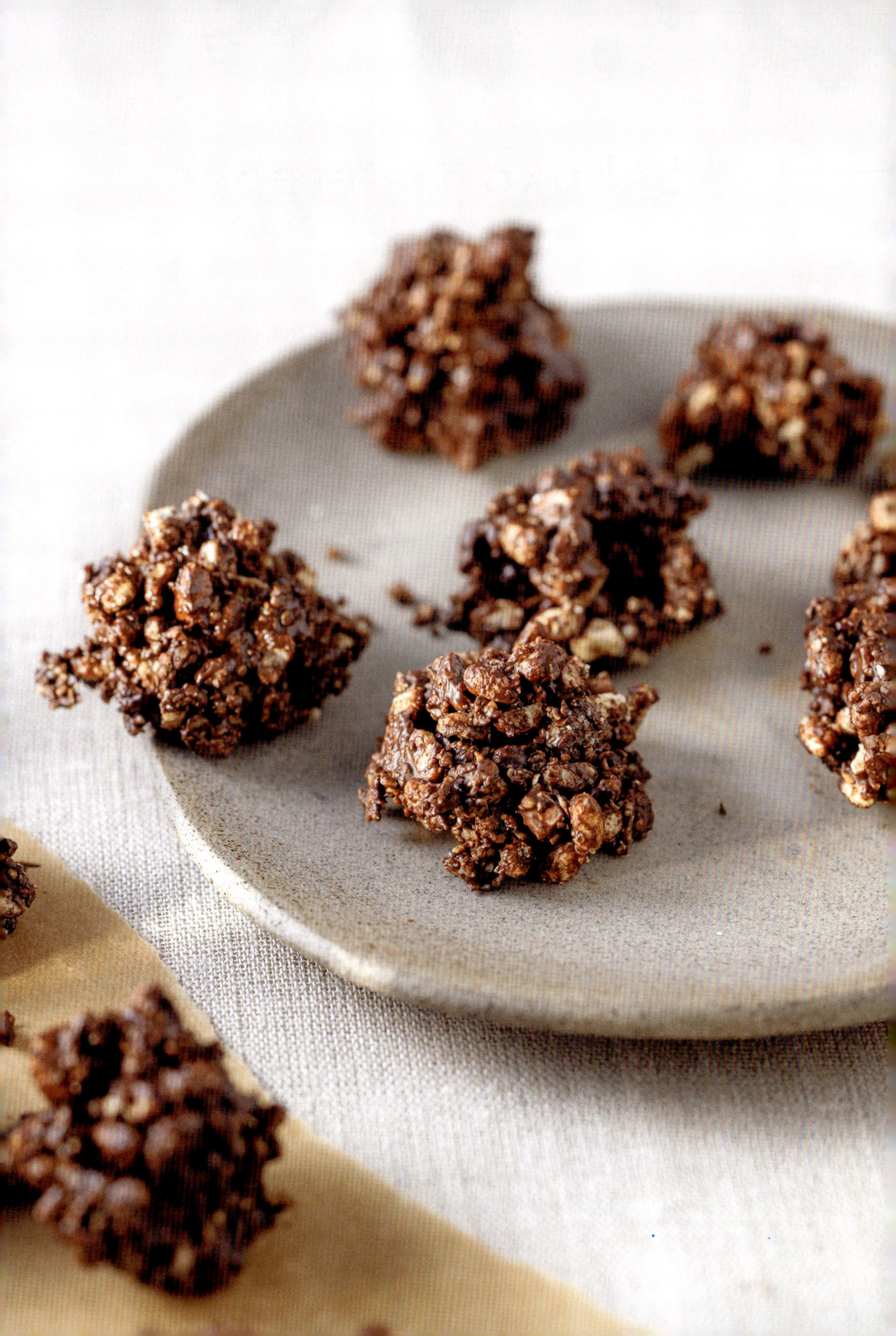

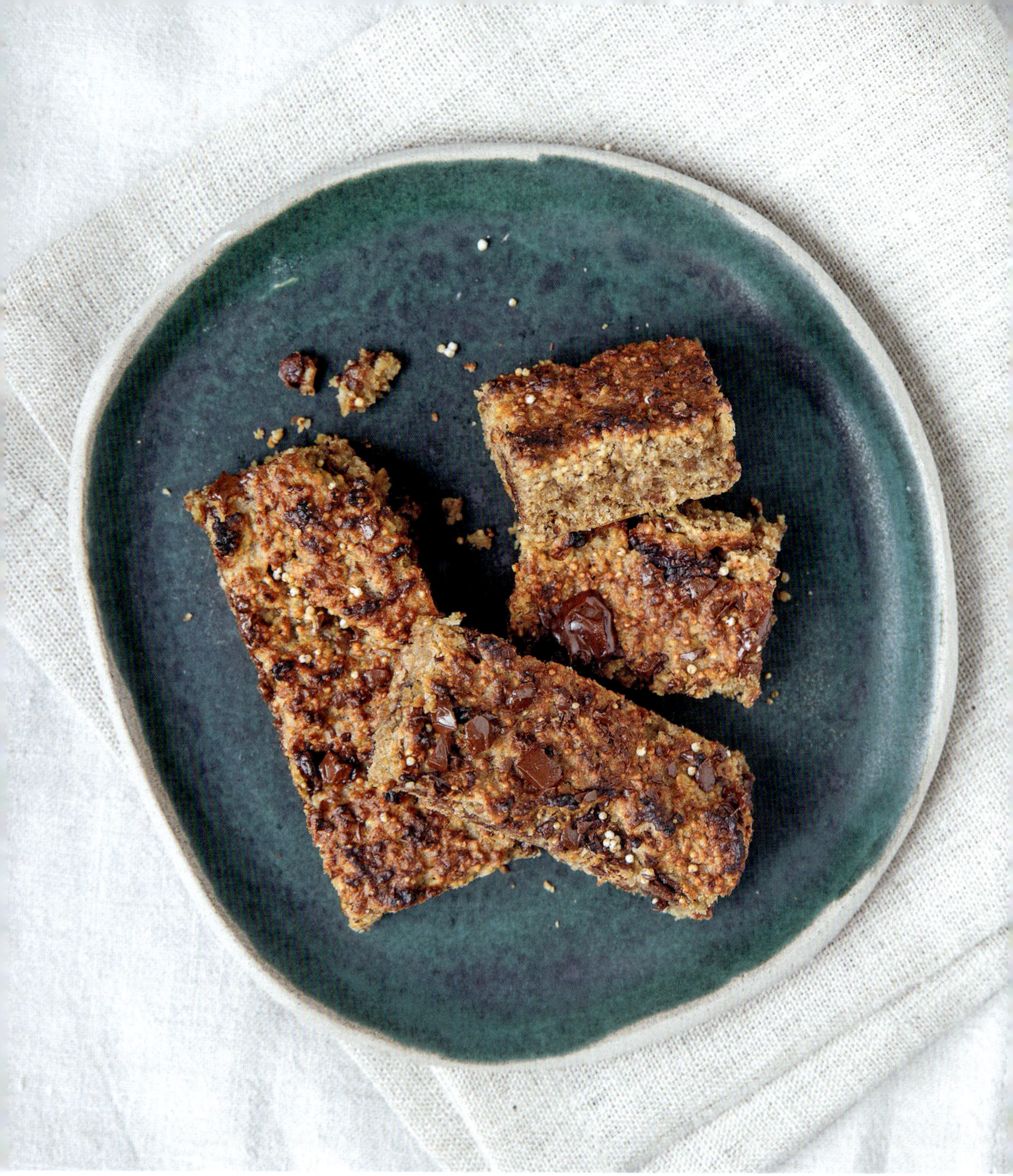

Tipps Probieren Sie es erst einmal ohne Agavendicksaft, da die Datteln für viel Süße sorgen. Anstatt Erythrit können Sie auch etwas mehr Agavendicksaft verwenden. Beachten Sie hierbei, dass er kalorienreicher ist. Für eine festere Konsistenz der Riegel backen Sie die Masse 3–5 Min. länger.

VEGETARISCH / GLUTENFREI

Softer HAWEI-Riegel

Ein kleiner Powerriegel gegen den Heißhunger unterwegs – auch als Nachtisch geeignet.

1 Backofen auf 180° (Ober-/Unterhitze) vorheizen.

2 Haferflocken in einem Mixer zerkleinern und in eine Schüssel geben. Haferkleieflocken, Amarant, Erythrit und Eiweißpulver dazugeben und alles gut vermengen, bis sich das Eiweißpulver mit den anderen Zutaten vermischt hat.

3 Datteln in 100 ml heißem Wasser etwas einweichen, dann zusammen mit dem Mandelmus und Rapsöl in den Mixer geben und pürieren, bis eine homogene Masse entsteht. Die Haferflockenmischung unterrühren.

4 Die Schokolade in kleine Stücke hacken und unterheben. Bei Bedarf 1 TL Agavendicksaft hinzugeben.

5 Eine geeignete Form mit etwas Rapsöl einfetten, die Masse gleichmäßig darin verteilen und auf der mittleren Schiene 10 Min. backen. Herausnehmen, auskühlen lassen und in kleine Riegel schneiden.

Variante: Je nach Geschmack können noch Kokosstückchen, Rosinen, Zimt oder Nüsse in die Masse gegeben werden.

Für 5 Riegel à 45 g
Zubereitungszeit: 25 Min.
Backzeit: 10 Min.

- 30 g zarte Haferflocken
- 10 g leicht lösliche Haferkleieflocken
- 10 g gepuffter Amarant
- 1 EL Erythrit
- 15 g Eiweißpulver (Whey, neutral)
- 6 Datteln (entsteint)
- 2 TL Mandelmus
- 1 EL Rapsöl
- 20 g dunkle Schokolade
- 1 TL Agavendicksaft (nach Belieben)

Außerdem:

- Öl für die Form
- 1 Kastenform (11 × 25 cm) oder
- 1 Müsliriegelform

Nährwerte pro Portion
169 kcal | 7 g F (1,8 g GFS) | 25 g KH | 12 g Z | 3 g BST | 6 g E | 0,2 g Salz | 0,5 g Beta-Glucan

VEGETARISCH / GLUTENFREI

Waffeln HAWEI

Ob Groß, ob Klein – Waffeln sind immer fein! Neutral vom Geschmack können sie mit herzhaften oder süßen Zutaten kombiniert werden.

Für 8 Waffeln à 60 g
Zubereitungszeit: 30 Min.
Ruhezeit: 10 Min.

80 g Hafermehl
40 g zarte Haferflocken
1 TL Backpulver
30 g Eiweißpulver (Whey, neutral)
Salz
200 ml Haferdrink
1 Ei
100 g Magerquark
1 EL Rapsöl

Außerdem:

Öl für das Waffeleisen
1 Waffeleisen

1 Hafermehl, Haferflocken, Backpulver, Eiweißpulver und 1 Prise Salz gut vermengen. Haferdrink, Ei und Magerquark zugeben und alles gut verrühren, bis ein glatter Waffelteig entsteht.

2 Den Teig 10 Min. ruhen lassen. Das Waffeleisen vorheizen.

3 Waffeleisen mit Öl bepinseln und die Waffeln nacheinander goldbraun ausbacken.

Varianten: Für süße Waffeln Vanillezucker und etwas Agavendicksaft hinzugeben, für herzhafte Waffeln eignen sich hervorragend Gewürze und Kräuter aller Art.
Die Waffeln können Sie nach Belieben belegen, zum Beispiel mit frischem Beerenobst oder herzhaft mit körnigem Frischkäse und Räucherlachs.

Tipp Falls Sie kein Hafermehl im Haus haben, verarbeiten Sie einfach 80 g zarte Haferflocken im Mixer zu Mehl.

Nährwerte pro Portion
101 kcal | 3 g F (0,6 g GFS) | 10 g KH | 0,6 g Z | 2 g BST | 7 g E | 0,1 g Salz | 0,7 g Beta-Glucan

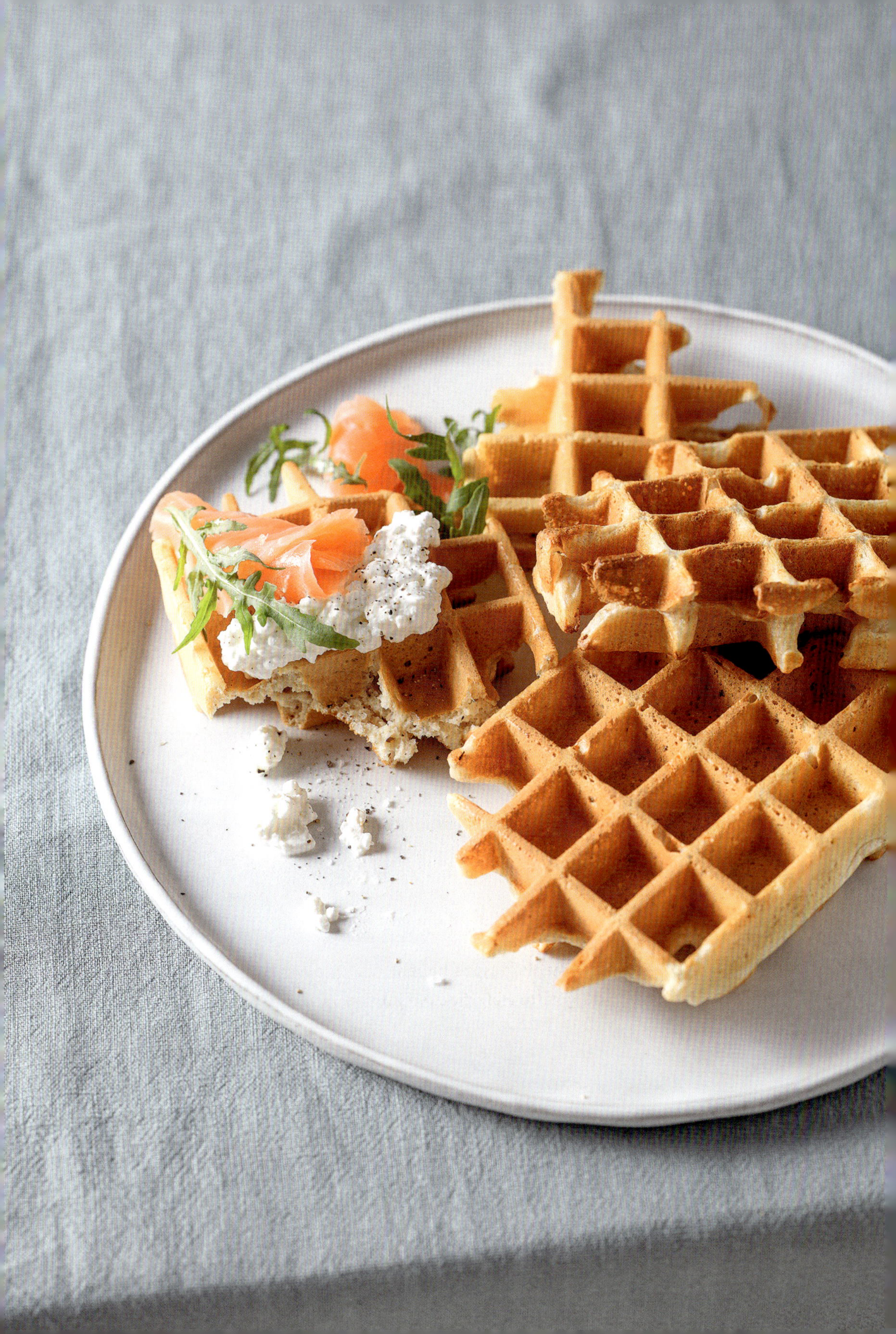

BÜCHER

Keuthage, Dr. Winfried: **Die Haferkur für einen gesunden Stoffwechsel. Natürliche Hilfe bei Diabetes, Fettleber und Fettstoffwechselstörung.** Trias 2021

Das erste Buch von Dr. Keuthage zum Thema Hafer wurde rasch zum Bestseller und ist bereits jetzt das Standardwerk. Es enthält umfangreiche Informationen zu Hafer, Beta-Glucan und deren gesundheitsfördernden Wirkungen. Im Mittelpunkt des Buches steht die Bedeutung von Hafer und den Hafertagen zur Verbesserung der Stoffwechsellage bei Diabetes. Hierzu hat Dr. Keuthage eine Kombination aus fünf Strategien entwickelt, die sogenannte individuelle Haferkur. Fast alle der 50 Rezepte sind vegetarisch, viele sogar vegan, wie zum Beispiel das vegane Hafer-Eiweiß-Brot.

Freedhoff, Yoni / Sharma, Anya M.: **Best Weight. Ein Leitfaden für das Adipositas-Management in der Praxis.** Pabst Science Publishers

Froböse, Prof. Dr. Ingo: **Das Turbo-Stoffwechsel-Prinzip.** Gräfe und Unzer

Horstmann, Rüdiger: **Raus aus der Adipositas.** Independently published

Kast, Bas: **Der Ernährungskompass.** C. Bertelsmann

Naidoo, Dr. Uma: **Ernährung für die Psyche.** Riva

Nichols, Caroline: **Hafer – Einfach gut.** EMF

Peters, Achim: **Das egoistische Gehirn.** Ullstein

LINKS

hafertage.com
Infos, Studien, Rezepte rund um Hafer und Hafertage
hawei.online
Infos, Studien, Rezepte rund um die HAWEI-Methode
myadicare.de
Infos zum Thema Adipositaschirurgie
kalorien.de
Infos zum Thema Ernährung und Abnehmen
Alle Links aktualisiert und verantwortet von Dr. med. Winfried Keuthage und seinem Team

Deutsche Diabetes Gesellschaft (DDG) e.V.
Leitlinien und Praxisempfehlungen zur Therapie bei Diabetes mellitus
www.ddg.info

Deutsche Adipositas Gesellschaft (DAG) e.V.
Patientenleitlinie zur Diagnose und Behandlung der Adipositas
www.adipositas-gesellschaft.de

Bundesverband Deutscher Ernährungsmediziner (BDEM) e.V.
Auf die Behandlung von Adipositas spezialisierte Ernährungsmediziner bieten oftmals Einzel- und Gruppenschulungen sowie die Betreuung vor und nach Adipositaschirurgie an
www.bdem.de

Deutsche Gesellschaft für Ernährung (DGE)
Infos zu Themen rund um die Ernährung
www.dge.de

QUELLEN

Souci, S.W. / Fachmann, W. / Kraut, H.: **Food Composition and Nutrition Tables.** Die Zusammensetzung der Lebensmittel – Nährwert-Tabellen. Deutsche Forschungsanstalt für Lebensmittelchemie (Hrsg.). Wissenschaftliche Verlagsgesellschaft, Stuttgart. 8. revidierte und ergänzte Auflage

DDG-Praxisempfehlungen
Ernährungsempfehlung bei Typ-2-Diabetes
www.ddg.info/behandlung/leitlinien

European Society for Clinical Nutrition and Metabolism
Europäische Behörde für Ernährungsempfehlungen
www.espen.org

Danksagung

Ich möchte mich ganz herzlich bei meinem Team aus Ökotrophologinnen, Diätassistentinnen und medizinischen Fachangestellten sowie bei meinen beiden Kolleginnen bedanken, die mich tatkräftig bei der Arbeit an diesem Buch unterstützt haben. Mein ganz besonderer Dank geht an Frau Svenja Berger, Frau Snezhina Yordanova und Frau Elena Schuld, die durch ihre kreativen Text- und Rezeptideen sowie Recherche, Anmerkungen und Vorschläge die Grundlage für die Entstehung dieses Buches geschaffen haben. Besonders stolz bin ich auf unsere Rezepte, die wir neu kreiert, gekocht und gebacken haben und die von allen mit Genuss getestet wurden.

SACHREGISTER

REZEPTREGISTER

Abkürzungen

kcal = Kilokalorien
F = Fett
GFS = gesättigte Fettsäuren
KH = Kohlenhydrate
Z = Zucker
BST = Ballaststoffe
E = Eiweiß

MEHR ENERGIE, MEHR WOHLBEFINDEN!

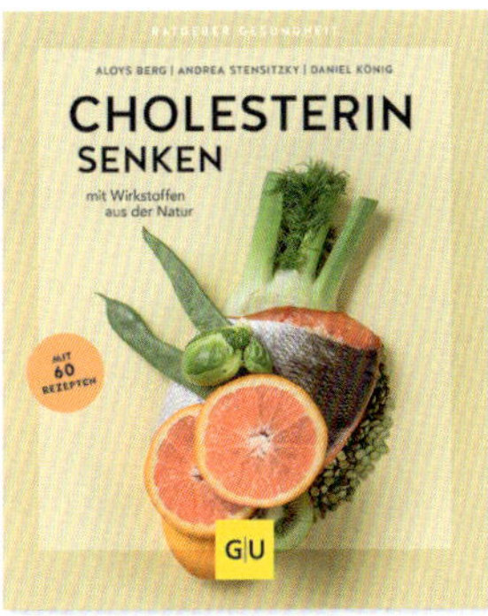

ISBN 978-3-8338-7120-7

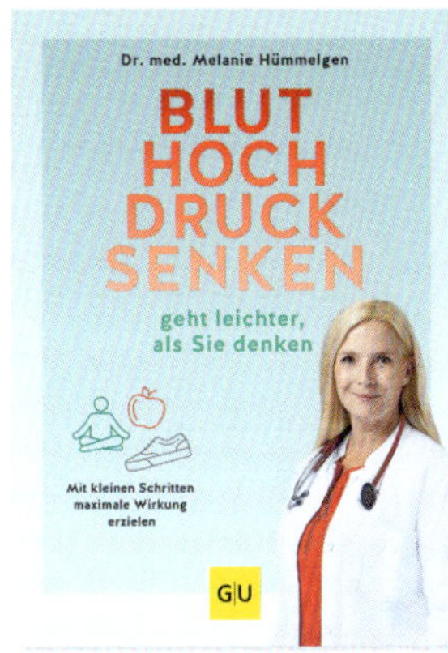

ISBN 978-3-8338-8366-8

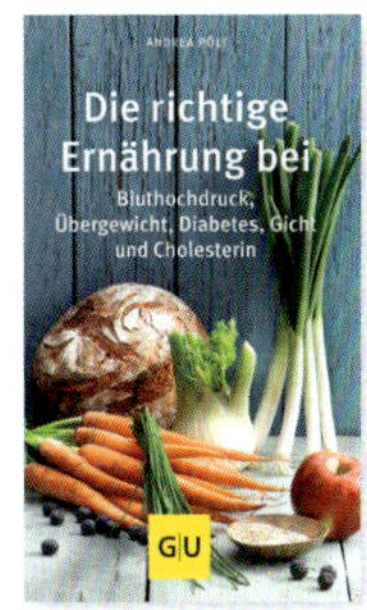

ISBN 978-3-8338-5003-5

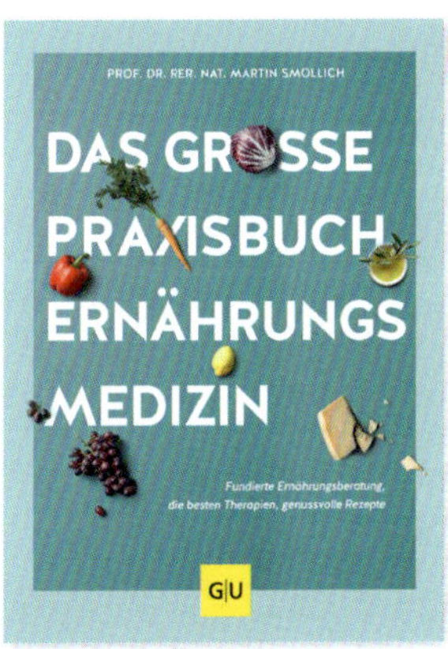

ISBN 978-3-8338-7915-9

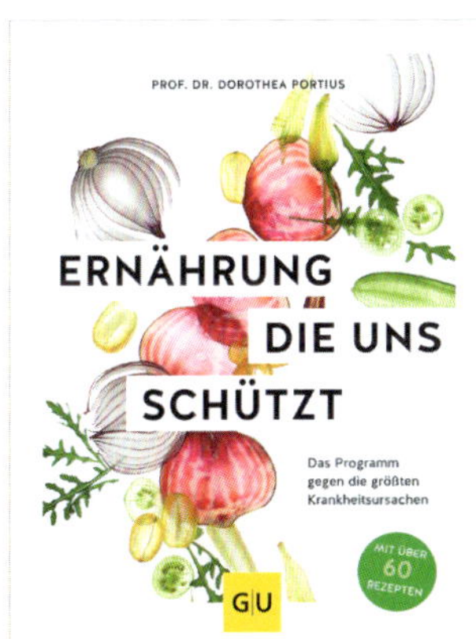

ISBN 978-3-8338-8359-0

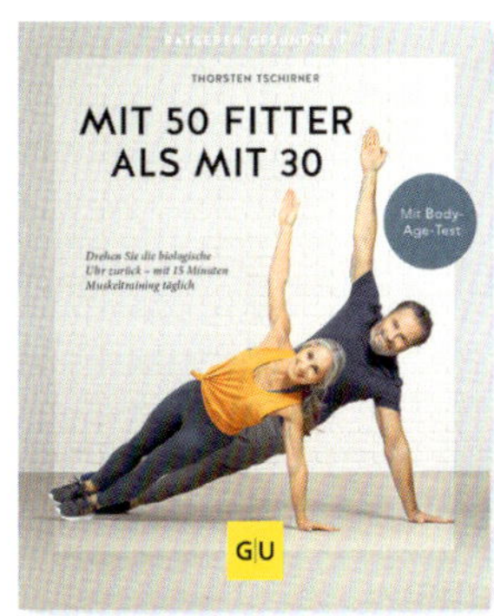

ISBN 978-3-8338-7551-9

e Auch als eBook erhältlich.

G|U

Mehr von GU auf **www.gu.de** und **facebook.com/gu.verlag**

G|U QUALITÄTS GARANTIE

LIEBE LESERINNEN UND LESER,

wir wollen Ihnen mit diesem Buch Informationen und Anregungen geben, um Ihnen das Leben zu erleichtern oder Sie zu inspirieren, Neues auszuprobieren. Wir achten bei der Erstellung unserer Bücher auf Aktualität und stellen höchste Ansprüche an Inhalt und Gestaltung. Alle Anleitungen und Rezepte werden von unseren Autoren, jeweils Experten auf ihren Gebieten, gewissenhaft erstellt und von unseren Redakteur*innen mit größter Sorgfalt ausgewählt und geprüft.

Haben wir Ihre Erwartungen erfüllt? Sind Sie mit diesem Buch und seinen Inhalten zufrieden? Wir freuen uns auf Ihre Rückmeldung. Und wir freuen uns, wenn Sie diesen Titel weiterempfehlen, in Ihrem Freundeskreis oder bei Ihrem Online-Kauf.

Sollten wir Ihre Erwartungen so gar nicht erfüllt haben, tauschen wir Ihnen Ihr Buch jederzeit gegen ein gleichwertiges zum gleichen oder ähnlichen Thema um.

KONTAKT ZUM LESERSERVICE

GRÄFE UND UNZER VERLAG
Grillparzerstraße 12
81675 München
www.gu.de

IMPRESSUM

G|U

GU ist eine eingetragene Marke der GRÄFE UND UNZER VERLAG GmbH, www.gu.de

ISBN 978-3-8338-8828-1

4. Auflage 2023

Projektleitung: Stella Schossow

Lektorat: Annette Gillich-Beltz

Umschlaggestaltung und Layout: ki36 Editorial Design, München, Sabine Skrobek

Herstellung: Markus Plötz

Satz: griesbeckdesign, Dorothee Griesbeck

Reproduktion: Ludwig Media, Zell am See

Druck und Bindung: F&W Medien, Kienberg

UMWELTHINWEIS

Nachhaltigkeit ist uns sehr wichtig. Der Rohstoff Papier ist in der Buchproduktion hierfür von entscheidender Bedeutung. Daher ist dieses Buch auf PEFC-zertifiziertem Papier gedruckt. PEFC garantiert, dass ökologische, soziale und ökonomische Aspekte in der Verarbeitungskette unabhängig überwacht werden und lückenlos nachvollziehbar sind.

BILDNACHWEIS

Cover: GU/Markus Hauschild (Foto), ki36 (Illustrationen)

Fotoproduktion: JUNI Fotografen / Julia Schmidt & Nikolas Hagele

Foodstyling: Urs Hug

Illustrationen: Pia Bublies

Getty Images: S. 8; GU/Grossmann.Schürle: S. 44; GU/Katrin Winner: S. 131, 139, 141

GU/Markus Hauschild: Autorenfoto (Umschlag)

Bildredaktion: Simone Hoffmann

Syndication: seasons.agency

WICHTIGER HINWEIS

Die Gedanken, Methoden und Anregungen in diesem Buch stellen die Meinung bzw. Erfahrung des Verfassers dar. Sie wurden vom Autor nach bestem Wissen erstellt und mit größtmöglicher Sorgfalt geprüft. Sie bieten jedoch keinen Ersatz für persönlichen kompetenten medizinischen Rat. Jede Leserin, jeder Leser ist für das eigene Tun und Lassen auch weiterhin selbst verantwortlich. Weder Autor noch Verlag können für eventuelle Nachteile oder Schäden, die aus den im Buch gegebenen praktischen Hinweisen resultieren, eine Haftung übernehmen.

GRÄFE UND UNZER

Ein Unternehmen der
GANSKE VERLAGSGRUPPE